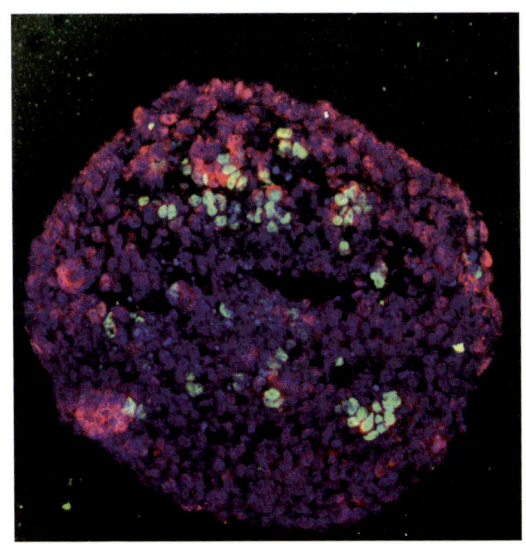

口絵1 マウス胎児由来iPS細胞をEB法で分化誘導し，2種類の生殖細胞マーカーで生殖細胞を染色した図（東京大学医科学研究所，葉山智工氏提供）
赤：MVH（Mouse Vasa Homologue，生殖細胞マーカー），緑：Oct 3/4（始原生殖細胞マーカー），青：DAPI（核）．5 μm で薄切し共焦点顕微鏡で観察．

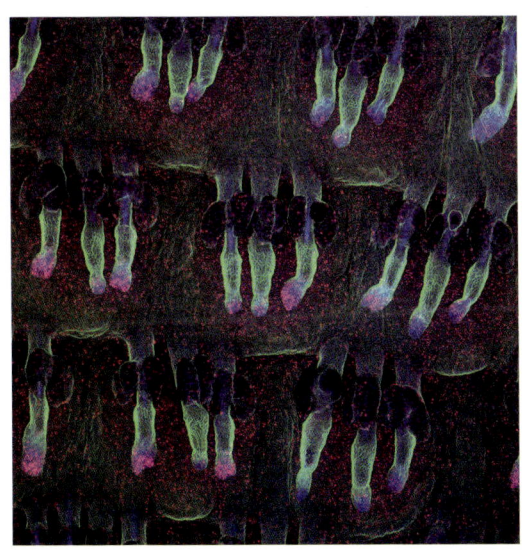

口絵2 マウス成体表皮（尾）のホールマウントを，インテグリン $\alpha 6$（緑），Ki67（赤），DAPI（青）で染色した図（理化学研究所CDB，藤原裕展氏提供）
インテグリン $\alpha 6$ で強く染まっている細胞群が毛包幹細胞．

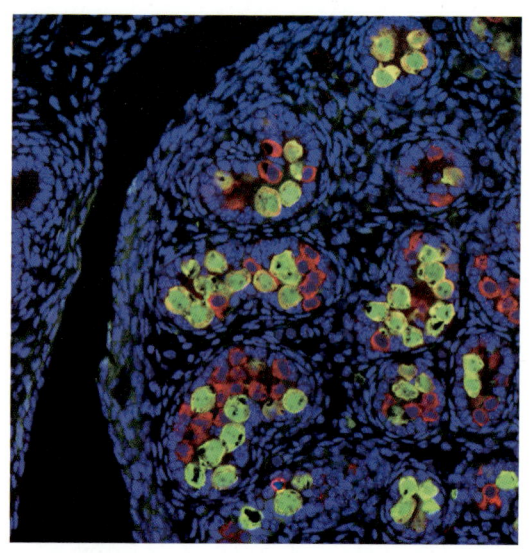

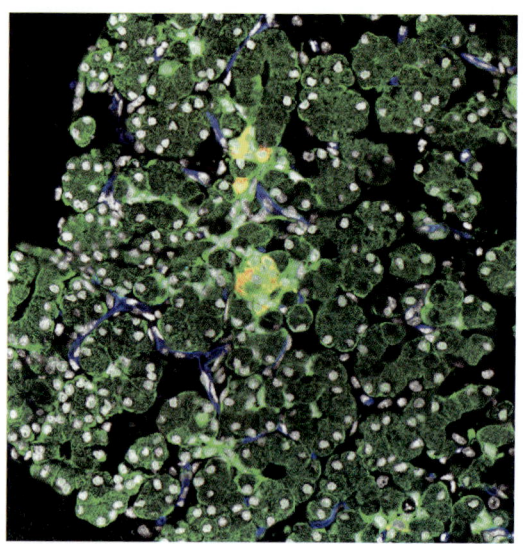

口絵3 ラット iPS 細胞を利用して作製したラットとマウスのキメラ動物の精巣（上）および膵臓（下）の切片（東京大学医科学研究所，小林俊寛氏提供）
どちらも新生仔のもので，膵臓は Pdx1 欠損マウス胚への異種間胚盤胞補完によってできたものなので全体がラット由来細胞より構成されている．精巣は，青：DAPI，赤：MVH（生殖細胞），緑：GFP（ラット iPS 細胞由来）．膵臓は，白：DAPI，赤：インスリン，青：CD31（血管），緑：EGFP（ラット iPS 細胞由来）．

再生医療叢書

幹細胞

日本再生医療学会
［監修］

山中伸弥
中内啓光
［編集］

朝倉書店

刊行のことば

　20世紀に世界の医療は大きく発展した．特に，ペニシリンを代表とする抗生物質など生理活性物質が次々に発見・合成された．それらは今日80兆円の規模に上る製薬産業に発展し，人類の疾病治療に大きく貢献している．1970年代にスタートした細胞工学，遺伝子工学により，ペプチド，タンパク質が薬となりバイオ医薬時代が到来し，1980年にはゼロであった市場が，2000年に15兆円，2010年には20兆円に成長し，新しい市場が創出されるに至っている．そして，次々に新しい治療が効果的に行われてきている．

　同時に，外科手術の発展も目ざましい世紀であった．組織や臓器を，他人（ドナー）から直接に患者（レシピエント）に移植する移植医療は多くの患者の救命に成果を上げた．心臓，肝臓，腎臓，角膜など，移植は免疫制御も含め，高い確率で成功するようになっている．耳，指などの再建医療も一部の部位に損傷はできるものの技術的に大きく進歩した．しかし，移植ではドナー不足のため，再建医療では他の部位のディフェクトができるため，今後の発展は必ずしも期待されるものではない．そして，20世紀の後半に大きく発展したのが人工臓器治療である．血栓ができにくく，機械的特性に優れたセグメント化ポリウレタンウレアの登場によって人工心臓は大きく飛躍し，今日長期間の生体内の装用が可能となっている．血液を浄化する腎臓の機能を高分子のホロファイバーで代替する人工腎臓技術も大きく発展し，今日世界で110万人，日本で30万人の腎不全患者の救命に大きく貢献している．しかし，今後必要とされる完全埋め込み型の人工心臓，人工腎臓，人工肝臓などの実現にはいまだ多くの技術的な課題が残されており，さらなるブレークスルーが必要である．

　この意味で，多くの難病や障害の患者を救う先端医療は21世紀における人類の最も重要な挑戦課題であるということができる．

　ヒトの体は60兆個の細胞から構成され，きわめて高度な構造と機能の制御によって生命体が維持されている．近年の分子生物学，細胞生物学の発展は目ざま

しく，細胞，組織，臓器の構造とそれぞれの機能の全体像が次第に明らかにされつつある．そのような背景のなかで薬の開発は大きく進展し，内科治療は多くの疾病を次々に治療可能にしてきている．前述したように，1980年以降のバイオ医薬の実現とその普及によって薬物開発・治療の世界はさらに高度かつ広範に新治療を提案し，それを可能にしてきている．このように，製薬，バイオ医薬の大きな発展によって多くの疾病が効果的に治療できるようになってきているものの，今日いまだ難病や障害に苦しむ患者は多い．特に，組織や臓器の構造的あるいは機能的ダメージに対する人工臓器や移植医療による先端治療は20世紀に大きく飛躍したものの，根本治療の実現に向けてさらなる革新的技術開発が必須となっており，新治療開発の実現は世界の大きな関心事となっている．

このような背景のもとで，*in vitro* あるいは *in vivo* で人工的もしくは体の再生能力を利用して，細胞から組織・臓器をつくって治療する再生医療への期待は大きなものとなっている．ES細胞，iPS細胞，体性幹細胞などの幹細胞研究が急速に進むなか，本再生医療叢書では第1巻に幹細胞研究の概念と現状を系統的にその学問的基盤をまとめている．今日の幹細胞研究を体系化して整理し，今後の研究課題についてもその方向性を探りながら解説を進めている．

第2巻は細胞を培養し，スカホールドを用いて組織を誘導して治療する概念とスカホールドフリーの細胞シート工学治療を中心に，細胞や培養組織を効果的かつ効率よく移植して治療するティッシュエンジニアリング（組織工学）についての現状を解説している．

第3巻から第8巻まで「循環器」「上皮・感覚器」「代謝系臓器」「骨格系」「神経系」「歯学系」についての再生医療のコンセプトとその具体的な例を示しながら，最先端レベルでの再生医療について解説・紹介している．

対症療法的に治療してきた20世紀の薬物治療をブレークスルーする再生治療は，根本治療を実現する夢の治療でもある．この再生治療を実現していくためには，従来のタテ型の医学，生物学，工学の領域のそれぞれの延長線上にその発展を必ずしも描くことのできないことが次第に世界中で認識されてきている．特に米国を中心に横断型，統合型のティッシュエンジニアリングが強力に追究されてきている．いわゆる医学と理工学の連携から融合に至る体制整備が，再生医療の実現とその普及にきわめて重要となってきている．日本再生医療学会はこのよう

な観点から日本組織工学会との合併を実現しながら，新しい教育・研究体制整備に向けて大きくかじを切ってきている．今後さらに従来の医学，生物学，理工学の融合に向けた新領域の再編成を加速させていき，難病や障害を持つ患者を救済する再生医療の実現を目指している．

　再生医療の実現と普及のためにもう一つの重要なポイントは規制制度である．1分子を薬とする薬事法に基づき薬を大量に再現性よく製造する従来の薬事法の規制では，生きた細胞を利用して治療を効果的に進める再生医療を必ずしもうまく発展させることができない．事実，我が国では臨床研究でできている治療を一般的に普及させることに成功していない．欧米や韓国では規制を十分に議論し，患者を治すことを上位にする考え方で，患者の治療のために条件付き承認制度など新しい運用を工夫し，再生医療の開始を目指している．一方，我が国では従来の規制の見直しが必ずしも効果的でなく，世界から大きく遅れをとっていたが，日本再生医療学会と行政および産業界との新しい連携の在り方の提案のなかでゆっくりとではあるが少しずつ前に進もうとしている．今後の再生医療の発展が期待される．

　本再生医療叢書は研究の基盤と現状を科学技術基盤の上で議論しており，再生医療の全体像を系統的に把握できるようにまとめられている．ぜひ，全体を通してじっくりと読んでいただくことをお薦めしたい．再生医療は，従来のタテ型の教育や研究の方法にとどまることなく，科学技術でイノベーションを実現していくことが必要な21世紀の新領域である．基礎研究者と臨床家はそれぞれの立場を堅持しながらの連携にとどまることなく，さらにもう一歩踏み込んで概念や技術を融合させることを目指していかなければならない．この意味で最も難易度の高い新領域創出への挑戦ではあるが，未来の患者を治すという大きなインセンティブのもとに，研究者・医者が挑戦すべき最重要課題といえる．さらに，研究者・医師のアカデミアが産業界や行政とも連携することは，多くの難病や障害に苦しむ患者を救済していくことであり，20世紀の医療と科学技術の成功をさらに21世紀に飛躍させる人類の挑戦である．

日本再生医療学会理事長　岡 野 光 夫

はじめに

　幹細胞研究の進展と再生医療に対する期待は世界的に高まっており，米国でも欧州でも次々と幹細胞に関する新しい研究所が設置されている．この分野への研究者の参入も増加していて，この10年間に医学生物学のなかでも最も注目される領域となったのではないだろうか．

　幹細胞研究を進めるに当たっては広範な基礎研究の技術・知識が必要であるが，幸い我が国には幹細胞研究を支えるために必要なしっかりとした幹細胞生物学，発生生物学の基盤が整っていた．加えて本邦発としてiPS細胞技術が報告され，世界的にみても我が国の幹細胞研究動向が注目されている．したがって，今後さらに他分野の研究者がこの領域に参入してくることがさらなる幹細胞研究の進展には必要であり，この分野の現在の状況をわかりやすく，正確に伝えることが望まれる．幸い，朝倉書店の企画によりこの目的にかなうシリーズを発刊することとなった．

　本書はそのシリーズ最初の巻である．幸い，本書では急速に進展する幹細胞研究，再生医療の主要な項目について最先端の状況を新進気鋭の研究者の方々に解説していただくことができた．大学院生や他分野の研究者諸氏がこの本を手がかりにして興味を持ち，幹細胞生物学や再生医療の分野に参入していただければ編者としてこの上ない喜びである．厳しい研究競争のなかで執筆に時間を割いて下さった先生方に心よりお礼を申し上げたい．

　　2012年9月

山中伸弥・中内啓光

編集者

山中 伸弥	(やま なか しん や)	京都大学 iPS 細胞研究所
中内 啓光	(なか うち ひろ みつ)	東京大学医科学研究所

執筆者

丹羽 仁史	(に わ ひと し)	理化学研究所発生・再生科学総合研究センター
江良 択実	(え ら たく み)	熊本大学発生医学研究所
大河内 仁志	(おお こう ち ひと し)	国立国際医療研究センター細胞組織再生医学研究部
高橋 和利	(たか はし かず とし)	京都大学 iPS 細胞研究所
依馬 秀夫	(え ま ひで お)	慶應義塾大学医学部
林 克彦	(はやし かつ ひこ)	京都大学大学院医学研究科
斎藤 通紀	(さい とう みち のり)	京都大学大学院医学研究科
平尾 敦	(ひら お あつし)	金沢大学がん進展制御研究所
岸 雄介	(きし ゆう すけ)	東京大学分子細胞生物学研究所
後藤 由季子	(ご とう ゆ き こ)	東京大学分子細胞生物学研究所
岩間 厚志	(いわ ま あつ し)	千葉大学大学院医学研究院
遠藤 大	(えん どう ひろし)	京都大学 iPS 細胞研究所
江藤 浩之	(え とう こう じ)	京都大学 iPS 細胞研究所
青井 貴之	(あお い たか し)	京都大学 iPS 細胞研究所

(執筆順)

目　次

1. 幹細胞研究の生物学 〔丹羽仁史〕…1
   1.1 幹細胞の性質とその同定 …1
   1.2 幹細胞と個体発生 …10
   1.3 幹細胞と成体恒常性 …15
   1.4 幹細胞と再生 …16
   1.5 幹細胞を制御するシステム …19

2. ES 細胞からの分化 〔江良択実〕…21
   2.1 多能性幹細胞の分化研究の意義 …21
   2.2 多能性幹細胞の試験管内分化研究で考慮すべき点 …23
   2.3 哺乳類の個体発生における中胚葉・内胚葉の分化 …25
   2.4 中胚葉細胞マーカーの発現の差による各分画の遺伝子発現と分化能力 …26
   2.5 中・内胚葉細胞の可視化と分化誘導およびそこからの内胚葉細胞への分化 …28
   2.6 iPS 細胞研究に向けて …29

3. 組織幹細胞 〔大河内仁志〕…30
   3.1 幹細胞システム …30
   3.2 組織幹細胞とは …33
   3.3 組織幹細胞の性質 …37
   3.4 表皮幹細胞 …42
   3.5 腸の組織幹細胞 …44

3.6 間葉系幹細胞……………………………………………………45

4. 人工多能性幹細胞………………………………〔高橋和利〕…49
  4.1 ES細胞の抱える問題点…………………………………51
  4.2 iPS細胞の誕生……………………………………………53
  4.3 iPS細胞の可能性と課題…………………………………54
  4.4 病態解明ツールとしてのiPS細胞………………………60

5. 造血幹細胞………………………………………〔依馬秀夫〕…70
  5.1 造血幹細胞研究のはじまり………………………………70
  5.2 造血幹細胞の定義…………………………………………71
  5.3 造血幹細胞システム………………………………………71
  5.4 造血幹細胞のアッセイ……………………………………73
  5.5 コロニーアッセイ…………………………………………75
  5.6 造血幹細胞の自己複製の検出方法………………………77
  5.7 造血幹細胞の制御機構……………………………………79
  5.8 造血幹細胞の発生…………………………………………83
  5.9 造血幹細胞の加齢…………………………………………86

6. 生殖系幹細胞……………………………〔林　克彦・斎藤通紀〕…89
  6.1 生殖細胞……………………………………………………89
  6.2 生殖細胞の発生……………………………………………90
  6.3 生殖細胞の配偶子形成と幹細胞…………………………101
  6.4 精子幹細胞の体外培養……………………………………106

7. がん幹細胞………………………………………〔平尾　敦〕…111
  7.1 がん幹細胞とは……………………………………………111
  7.2 がんの起源と幹細胞分化…………………………………112
  7.3 慢性骨髄性白血病幹細胞と治療抵抗性…………………115
  7.4 悪性黒色腫とがん幹細胞…………………………………118

7.5　がんの幹細胞特性（ステムネス）を支えるメカニズム················119

8. 幹細胞とシグナル伝達························〔岸　雄介・後藤由季子〕···125
　　8.1　マウス ES 細胞と神経幹細胞······································125
　　8.2　マウス ES 細胞と神経幹細胞において重要なシグナル伝達経路········126

9. 幹細胞とエピジェネティクス····························〔岩間厚志〕···142
　　9.1　DNA のメチル化修飾··142
　　9.2　ヒストンの化学的修飾···144
　　9.3　幹細胞制御における DNA メチル化修飾···························145
　　9.4　幹細胞制御におけるヒストン修飾·································147
　　　　Column　私のターニングポイント·································156

10. 幹細胞の臨床応用··························〔遠藤　大・江藤浩之〕···157
　　10.1　再生医療はなぜ必要か··157
　　10.2　臨床応用が期待される幹細胞····································158
　　10.3　再生医療として予想されている将来像····························160
　　10.4　実現のための課題··165
　　10.5　巨核球・血小板再生を目的とした
　　　　　量的課題の解決・効果判定方法の例·······························170

11. 幹細胞の規制科学·······································〔青井貴之〕···174
　　11.1　取り扱う範囲，規制科学と規制··································174
　　11.2　非臨床研究に関連する規制······································175
　　11.3　臨床応用に関連する規制··181
　　11.4　広義の"規制科学"の推進のために·······························189

索　　引···191
本書で参照する法令・指針等···194

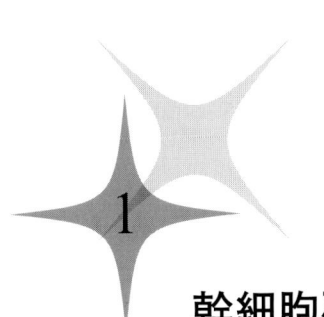
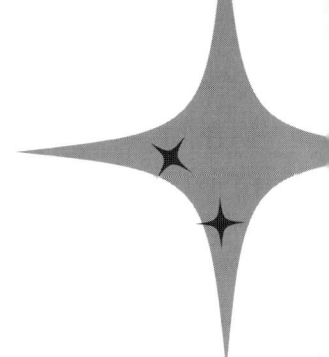

1 幹細胞研究の生物学

1.1 幹細胞の性質とその同定

1.1.1 幹細胞の定義

幹細胞（stem cell）は，自己複製能と分化能を合わせ持つ細胞として定義される（図1.1）．**自己複製**（self-renewal）とは，体細胞分裂を経て形成される二つの娘細胞のうちの少なくとも一つに，親細胞である幹細胞と同等の自己複製能と分化能が賦与されることをいう．また，**分化**（differentiation）とは，体細胞分裂を経て形成される娘細胞が，最終的に少なくとも1種類の，親細胞である幹細胞とは異なる表現型を有する細胞になることをいう．形質転換された培養細胞は自己と同じ表現型の細胞を生み出すが，分化能を有さないので幹細胞ではない．一方，酵母は無性生殖で自己と同一の個体を産生し，有性生殖で減数分裂に入り，自己とは異なる表現型の細胞を生み出すことから，立派な幹細胞と見なすことができる．

1.1.2 幹細胞の自己複製能

幹細胞の自己複製には，大別して二つの様式がある（図1.1）．一つは，**対称分裂**（symmetric cell division）を経た自己複製で，幹細胞が分裂して生まれた二つの娘細胞がともに親細胞と同等の幹細胞となる．このような自己複製は，幹細胞の数を増やす過程においては必須である．もう一つは，**非対称分裂**（asymmetric cell division）を経た自己複製で，幹細胞が分裂して生まれた二つの娘細胞の一方のみが親細胞と同等の幹細胞となり，他方は分化に向かう．このような自己複製は，幹細胞の数を一定に維持する過程において観察される．ただ，

2　　　　　　　　　　　　1. 幹細胞研究の生物学

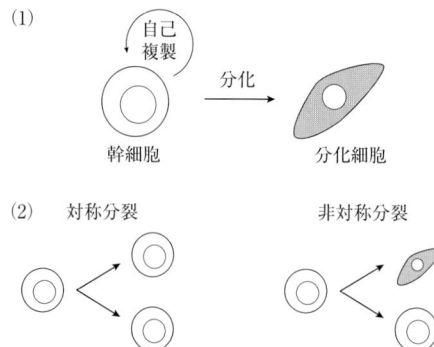

図 1.1　幹細胞の自己複製様式
(1) 幹細胞は細胞分裂を経て，自己と同一の娘細胞ないしは自己と異なる分化細胞を生み出す．
(2) このような幹細胞の細胞分裂は，2個の娘細胞がともに幹細胞となる対称分裂と，一方のみが幹細胞となり他方は分化する非対称分裂に大別できる．

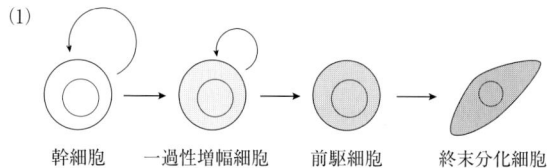

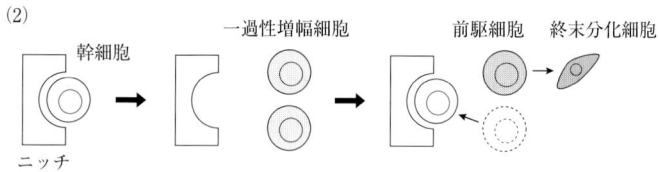

図 1.2　幹細胞の分化とニッチ
(1) 幹細胞から終末分化細胞への段階的分化の過程．
(2) 幹細胞の分化とニッチの関係．ニッチが幹細胞性を規定するような幹細胞システムでは，一過性増幅細胞はニッチに戻ることにより再び幹細胞になることもある．

　これらに加えてもう一つの様式も考えうる．それは，幹細胞が分裂して生まれた二つの娘細胞の両方がいったん親細胞が有していた幹細胞の性質を失うが，その少なくとも一方が最終的には親細胞と同等の幹細胞としての性質を再獲得する，という様式である．前2者の様式が幹細胞により自律的に制御しうるのに対し，

この3番目の様式では非自律的制御が必要となる（図1.2）．

1.1.3 幹細胞の分化能

自己複製しなかった娘細胞は，もとの幹細胞とは異なる細胞表現型を獲得する．獲得される表現型は，発生過程においては，もとの幹細胞とは異なる分化能を持つ幹細胞でもありうる．成体幹細胞では，**一過性増幅細胞**（transiently amplifying cell）を経て，**終末分化**（terminal differentiation）に向かう（図1.2）．幹細胞の分化能は，それが生み出しうる終末分化細胞の種類によって次のように分類される．

a. 全能性

全能性（**totipotency**）は個体を構成するすべての種類の細胞に分化でき，かつ自律的に個体に発生できる能力として定義される．受精卵は当然全能性を持つが，恒常的に自己複製を繰り返す全能性幹細胞は，いかなる人為的条件下においても，現時点では存在しない．

b. 多能性

個体を構成するすべての種類の細胞に分化できるが，自律的に個体には発生できない幹細胞の分化能として定義される．マウスでは，胚盤胞の内部細胞塊細胞はこのような分化能を有し，これらに由来する**胚性幹細胞**（embryonic stem cell：**ES細胞**）は，**多能性**（pluripotency）を保持したまま恒常的に自己複製を繰り返す[1,2]．胚体外組織，特に胎盤を形成する栄養外胚葉（trophectoderm）への分化能の有無により全能性と多能性を区別しようとする考えもあるが，初期内部細胞塊や胚性幹細胞は人為的条件下では栄養外胚葉へと分化しうることから，適切な定義とはいえない[3]．

このような多能性の定義は，幹細胞の胚への移植によって作製されるキメラ（chimera）において，幹細胞に由来する細胞が個体を構成するすべての種類の細胞系譜に寄与することを確認することによってのみ，証明されうる[4]．しかし，この多能性の定義では，ヒト幹細胞については，これを満たすことを証明することは倫理的に不可能であり，生物学的にはヒトの多能性幹細胞はすべて推定上の存在でしかありえなくなる．そこで，より弱い定義として，3胚葉すべてに分化できる能力をもって多能性とするという，キメラ作製を経ずに証明可能な定義が

適用されている．

c. 複能性

複能性（**multipotency**）は個体を構成するすべての種類の細胞には分化できないが，複数の種類の細胞に分化できる能力として定義される．たとえば，血液幹細胞は血球系のすべての種類の細胞に分化できる，典型的な複能性幹細胞である．ただ，この能力を示す英語 multipotency はこれまで慣例的に「多能性」と和訳されており，上述の pluripotency との区別がなされていない．ここでは「複能性」と訳しているが，これも一般的に流布しているとはいいがたい．

d. 単能性

単能性（**unipotency**）はただ1種類の終末分化細胞にのみ分化できる能力として定義される．たとえば，骨格筋幹細胞は横紋筋というただ1種類の細胞にのみ分化できる，代表的な単能性幹細胞である．

1.1.4 幹細胞のニッチ

幹細胞は，外界からのシグナルに応答して，自己複製に向かうか，自己複製を行いつつ一部が分化するか，ないしはすべてが分化に向かうかを選択する．このようなシグナルは，幹細胞の近傍に存在する細胞から，液性因子，細胞外マトリクス，細胞接着などさまざまな形式で供給され，幹細胞はこれらの総合的作用により，その運命が決定される．このような，幹細胞の維持にかかわる幹細胞を取り巻く環境全体を，**ニッチ**（niche）と呼ぶ．幹細胞の存在はこのニッチと不可分であり，幹細胞とニッチからなる幹細胞維持機構の総体を，**幹細胞システム**と呼ぶ（図1.2）．

幹細胞のニッチの構造が最もよく解明されている例として，ショウジョウバエの生殖幹細胞がある（図1.3）．ショウジョウバエの卵巣を構成する卵巣小管の先端部には，2〜3個の生殖幹細胞が存在している．これらの生殖幹細胞は，キャップ細胞と呼ばれる分化細胞と**カドヘリン**（cadherin）を介して接着している．生殖幹細胞が分裂して生み出される二つの娘細胞のうち，キャップ細胞との接着を維持したものは生殖幹細胞の状態にとどまるが，キャップ細胞から離れた細胞はシストブラストとなり，最終的に卵細胞とそれを取り巻く哺育細胞へと分化する．キャップ細胞は生殖幹細胞と接着しているだけではなく，Dpp と呼ばれる液性

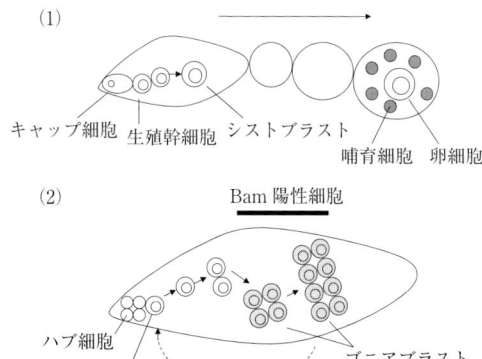

図 1.3 ショウジョウバエ生殖幹細胞のニッチ
(1) 卵巣の雌性生殖幹細胞ニッチの構造．キャップ細胞がニッチ構成の主要な分化細胞で，ここから離れた生殖幹細胞は，シストブラストを経て卵細胞と哺育細胞への終末分化に向かう．
(2) 精巣の雄性生殖幹細胞ニッチの構造．ハブ細胞がニッチ構成の主要な分化細胞で，ここから離れた生殖幹細胞は，ゴニアブラストを経て精子への終末分化に向かう．しかし，いったん Bam 遺伝子の発現を開始したゴニアブラストでも，ハブ細胞ニッチの空席に戻ることができれば，生殖幹細胞に戻ることが知られている．

因子を分泌し，これが生殖幹細胞に入力することも，その分化の抑制に必要であることが知られている．このような，キャップ細胞が作り出す生殖幹細胞を維持する環境がニッチであり，ここではキャップ細胞そのものがニッチの実態といえる[5]．

ニッチは，必ずしも幹細胞の自己複製を維持する機能を有するわけではない．成体において幹細胞が維持される様式の一つに，**休眠状態**（dormancy）がある．これは，まったく自己複製しない状態で維持された幹細胞の状態であり，このような状態の維持にもニッチがかかわる．休眠状態を維持するニッチにおいては，そこから逸脱した幹細胞が自己複製し，そのうち休眠状態を維持するニッチに収まったものが幹細胞の性質を維持し，他は分化に向かうという，いわば椅子取りゲーム状態になる．

1.1.5 幹細胞の存在証明
a. 幹細胞の移植

ある細胞が幹細胞であることを証明する最も端的な手段として，細胞の移植（transplantation）がある．胚性幹細胞は胚盤胞に移植されると，宿主の内部細胞塊に混ざって胚発生過程に寄与し，個体を構成するすべての細胞種へと分化する[5]．これは，胚性幹細胞がもともと存在した胚の位置への移植であり，**同所性**（orthotopic）**移植**の例である．一方，胚性幹細胞を腎臓の皮膜下に移植すると，奇形腫（teratoma）を形成し，3胚葉すべての細胞種に分化する[6]．これは，元来幹細胞が存在しなかった位置への移植であり，**異所性**（ectopic）**移植**の例である．ある組織から純化した幹細胞が，ただ一つだけ個体に移植されたときに，それが幹細胞と分化細胞を生み出したならば，これに勝る幹細胞の存在証明はないのであるが，そのような成功例は血液幹細胞などきわめて限られている[7]．これは，幹細胞が本来存在するニッチに移植した幹細胞を収めることが，多くの場合手技的に困難であることも，理由の一つと考えられる．また，異所性移植の成否は，ある意味偶然に期待するしかなく，これらの細胞移植による証明ができない場合には，他の方法に頼るしかない．

b. 幹細胞の廃絶

生体組織から選択的にある特定の種類の細胞を**廃絶**（abolishment あるいは depletion）したとき，その組織で定期的に減失する分化細胞が補充されず，組織としての恒常性（homeostasis）が維持できなくなった場合，その廃絶された細胞は幹細胞であったといえる．放射線照射（radiation）は増殖細胞により大きな細胞死誘導効果を与えるが，そこには増殖中の幹細胞が含まれる．放射線照射されたマウスは造血が起こらなくなり致死となるが，これは血液幹細胞が死滅したことを示しており，そこに血液幹細胞を移植すると造血が回復し，マウスは生存できる．プラナリアの高い再生能を維持するのに必要な多能性幹細胞は，放射線感受性が高く，放射線照射で再生能を喪失したプラナリアで特異的に失われている細胞種の検索から，多能性幹細胞が実体として同定された（1.4.1 項参照）．

しかし，放射線照射は幹細胞を特異的に廃絶するわけではなく，また増殖しない休眠状態の幹細胞には効果が期待できない．そこで，最近では，幹細胞が特異的に発現する遺伝子を指標とした廃絶法がしばしば用いられる．たとえば，単

純ヘルペスウイルスのチミジンキナーゼ (HSV-tk) は，核酸誘導体 Acyclovir を哺乳動物のチミジンキナーゼの 3000 倍以上の効率で代謝し，細胞毒性を持つ acyclo-guanosine monophosphate (acyclo-GMP) へと変換する．これにより，人為的に HSV-tk を発現させた細胞は Acyclovir 投与により廃絶できる．毛包幹細胞で特異的に発現するケラチン 1～15 のプロモーターから HSV-tk を発現するトランスジェニックマウスでは，Acyclovir 投与により毛包のバルジ領域に存在する毛包幹細胞が特異的に廃絶するが，これにより毛根のリサイクルは阻害されたものの，皮膚のリサイクルは維持されたことから，このケラチン 1～15 遺伝子を発現する毛包幹細胞は毛根形成に主に寄与することが証明された[8]．同様の選択的廃絶系は，ジフテリア毒素受容体遺伝子の人為的発現と，その発現細胞のジフテリア毒素投与による死滅でも可能であり，腸管の Lgr5 発現細胞の幹細胞としての機能が，この手法で証明されている[9]．

c. 幹細胞の標識

　成体幹細胞は一般的に，活発に自己複製しつつ幹細胞プールを維持するか，休眠状態にあってまれに分裂するかの，どちらかの状態にあると考えられる．DNA 合成を標識する手法は，このいずれの場合でも幹細胞の存在を示唆することができる．マウスにブロモデオキシウリジン (BrdU) を 1 回投与すると，それは全身でそのとき複製している DNA 鎖に取り込まれ，BrdU を取り込んだ DNA 鎖は，抗 BrdU 抗体により検出できる．活発に自己複製する幹細胞は BrdU で容易に標識され，投与直後の解析で優先的に検出される．そして，ニッチと思われる特定の解剖学的位置を起点として，時間を経た解析で BrdU 標識を含む細胞がそこから複数種の細胞に分化していることが確認されれば，その起源と考えられる特定の解剖学的位置に存在する増殖細胞は幹細胞と推測される．一方，休眠状態にあってまれに分裂する幹細胞は，BrdU を取り込む確率は低いが，ひとたび取り込まれれば，それを継承した娘細胞は長期間にわたり成体内で維持されると考えられる．このような**標識保持細胞** (label retaining cell) もまた幹細胞の候補と考えられる．

　しかし，このような DNA 標識法は，すべての増殖中の細胞を標識するものであり，幹細胞に対する特異性はない．そこで，最近では，幹細胞が特異的に発現する遺伝子を指標とした標識法がしばしば用いられる．たとえば，P1 バクテリ

オファージの Cre リコンビナーゼ（Cre）は，その標的配列 loxP 間の組換えを効率よく誘導する．さらに，Cre を変異型エストロジェンホルモン受容体と融合した人工遺伝子 CreER は，人工ホルモン誘導体である Tamoxifen 依存的に細胞核に移行し，組換え酵素として機能する．この人工遺伝子と，この組換えが起きたときにのみ**緑色蛍光蛋白質**（green fluorescent protein：GFP）**遺伝子**を構成的に発現する人工遺伝子 LSL-GFP を組み合わせることにより，特定の遺伝子を発現した幹細胞が成体内でその後どのような運命をたどるのかを詳細に解析することが可能になった（図 1.4）．腸管上皮の幹細胞に特異的に発現する Lgr5 プロモーターで制御された CreER 遺伝子と，構成的に発現する Rosa26 プロモーターで制御された LSL-GFP を合わせ持つマウスに，1回 Tamoxifen を投与すると，その時点で Lgr5 を発現していた幹細胞で選択的に組換え酵素活性が誘導され，これらの細胞はその後持続的に GFP を発現するようになる．これらの GFP 発現細胞は，細胞分裂を経ても安定に GFP 発現を維持するため，Tamoxifen 投与後一定期間を経て，これがどのような細胞に分化したかを容易に観察できる．この結果，Lgr5 陽性細胞は，腸管上皮のすべての細胞種と Lgr5 陽性細胞を生み出す能力を合わせ持つ腸管幹細胞であることが証明された[10]．

d. 幹細胞の培養

ある細胞を体外に取り出して培養し，これがもとの細胞とは異なる分化細胞を生み出したとき，この細胞は分化能を有していたと推測される．さらに，この細胞が培養条件下で自己複製したことが証明されれば，この細胞は幹細胞であったと推測される．ここであえて，「推測」という表現を用いることには理由がある．このような方法で同定される幹細胞は，本来生体内の生理的条件下でも同等の幹細胞が幹細胞システムとして存在したという保証はない．しかし，発生過程の細胞に由来する幹細胞は，ES 細胞も含めて，おおむねこの方法でしか幹細胞として同定されない性質のものである．また，成体幹細胞も，同様に培養という人工的条件下でのみ幹細胞として振る舞う可能性を常に考えておく必要がある．さらに，このような培養条件下では，幹細胞の性質は細胞の出自が一義的に決定するのではなく，培養条件がその決定に大きく影響することも忘れてはならない（1.2.1 項参照）．

1.1.6 幹細胞と前駆細胞の区別

幹細胞を同定するうえで，**前駆細胞**（progenitor cell）ないしは**一過性増幅細胞**（transiently amplifying cell）と呼ばれる細胞との区別が，しばしば問題となる．前駆細胞は，増殖しながら終末分化に向かう細胞と定義され，基本的には自己複製はしないと考えられている．これに対して，一過性増幅細胞は，一時的には自己複製して，親細胞と同じ分化能を持つ一過性増幅細胞を生み出すが，最終的にはすべて終末分化に向かう細胞と定義される．これらがどのように区別されうる

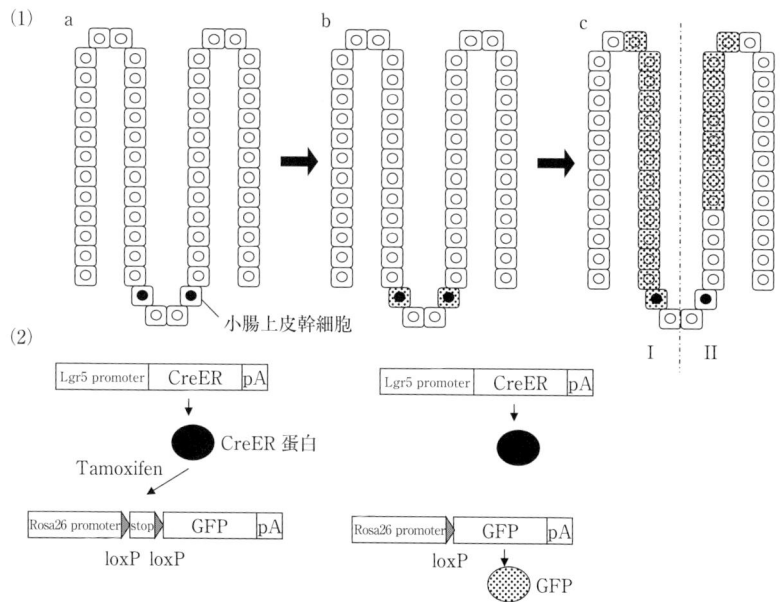

図1.4　小腸上皮幹細胞の遺伝子マーキングによる分化運命の観察
(1) 小腸絨毛上皮はその基部にある幹細胞から分化細胞が供給される．(2) の遺伝子マーキング系を導入したマウスでは，この幹細胞で特異的に発現する Lgr5 遺伝子プロモーターから，ホルモン誘導型 Cre 遺伝子（CreER）が発現している (a)．このマウスに1回 Tamixifen を投与すると，その時点で幹細胞であった細胞は持続的に GFP 遺伝子を発現するようになる (b)．このマウスを Tamixifen 投与後時間を経て観察すると，幹細胞由来の GFP 遺伝子を発現した上皮細胞が出現する (cI)．もしも標識された細胞が自己複製せずにすべて分化したならば，Lgr5 陽性の GFP 発現細胞は残らないことになる (cII)．
(2) Cre-loxP を用いた遺伝子マーキング系．全身で発現するプロモーター（Rosa26 promoter）で制御された GFP は，その間にある停止シグナル（stop）で発現が阻止されているが，組換え酵素 CreER の Tamixifen による活性化で loxP 配列間の組換えが起こり，停止シグナルが除去されると発現を開始する．

のかを，上述の CreER と LSL-GFP を用いた「思考実験」で考えてみよう．幹細胞特異的に発現する遺伝子 X で CreER を発現させたとき，Tamoxifen 投与後一定期間を経て観察すると，GFP 陽性細胞は，幹細胞，一過性増幅細胞/前駆細胞，終末分化細胞のすべてに寄与する（図 1.4(1) の cI の状態）．一方，前駆細胞特異的に発現する遺伝子 Y で CreER を発現させたとき，Tamoxifen 投与後一定期間を経て観察すると，GFP 陽性細胞は，幹細胞はもちろん前駆細胞にも存在せず，終末分化細胞のみに寄与する（図 1.4(1) の cII の状態）．さらに，一過性増幅細胞に特異的に発現する遺伝子 Z で CreER を発現させたとき，Tamoxifen 投与後一定期間を経て観察すると，短期間ののちには GFP 陽性細胞は，一過性増幅細胞にも終末分化細胞にも寄与するが，長期間後には終末分化細胞のみに寄与する．

　このような区別を厳密に行うためには，きわめて綿密に計画された，長期間にわたる実験が必要となるが，それですらこのような期待どおりの結論に至らないこともある．ショウジョウバエの精巣では，生殖幹細胞はニッチを形成するハブ細胞に接着している[5]（図 1.3）．Bam 遺伝子はこの生殖幹細胞では発現が抑制されているが，細胞分裂を経てハブ細胞から離れゴニアブラストとなると，その発現が誘導される．ゴニアブラストは Bam 遺伝子の発現を維持したまま，その後 3 回の均等分裂を行うことから，典型的な一過性増幅細胞と見なすことができる．ところが，このゴニアブラストを Bam 遺伝子の発現を指標として，上述の方法と原理的に同じ手法で標識したところ，これらは基本的には精子へと終末分化に向かうが，ある特殊な状況下では再びハブ細胞と接着し生殖幹細胞にも寄与することが明らかになった．こうなると，幹細胞と一過性増幅細胞を細胞の自律的能力で区別することは不可能となり，ニッチを含めた幹細胞システムのなかの便宜的区別というほかなくなってしまう．

幹細胞と個体発生

　胚性幹細胞に代表されるように，幹細胞は発生過程の中間段階として存在しうる．しかし，発生過程において幹細胞が存在することが厳密に証明されているのは，ほとんど脊椎動物＝マウスに限られる．ショウジョウバエや線虫といった無

脊椎のモデル動物では，発生過程において幹細胞の存在は証明されていない．また，脊椎動物であっても，初期発生過程の幹細胞の存在は，マウスでのみ証明されている．たとえば，アフリカツメガエル胚の動物極に存在する細胞集団（アニマルキャップ）は，細胞集団として3胚葉への分化能＝多能性が証明されているが，個々の細胞が多能性を持つのか，そしてこれらの細胞が自己複製能を合わせ持つ幹細胞であるのかは，証明されていない．そこで，ここでは，話をマウスの発生過程に絞り，幹細胞システムの役割を解説する．

1.2.1 初期発生と幹細胞

マウス発生過程のうち，受精卵が発生して子宮に着床し胚葉分化が起こる6.0日目までの過程を，**初期発生**と呼ぶ．この間に，全能性の受精卵は，多能性の内部細胞塊と，これを取り巻く栄養外胚葉からなる胚盤胞を形成し，さらには内部細胞塊表層に原始内胚葉が分化する（図1.5）．興味深いことに，これら三つの細胞種はそれぞれ幹細胞を含み，後期胚盤胞はこれを構成する3種の細胞がお互いにニッチの役割を果たす，重複した幹細胞システムと見なすことができる．

内部細胞塊に由来する多能性幹細胞は，ES細胞として体外で培養でき，その分化能は胚盤胞への移植により形成されるキメラ個体において，すべての胚組織に寄与することにより証明できる[1,2,4]．栄養外胚葉に存在する幹細胞は**栄養外胚葉幹細胞**（trophoblast stem cell：**TS細胞**）として体外で培養でき，その分化能は胚盤胞への移植により形成されるキメラ胚において，胚組織には一切寄与せず，胎盤のみに寄与することにより証明できる[11]．さらには，原始内胚葉に存在する幹細胞は**胚体外内胚葉幹細胞**（extraembryonic endoderm cell：**XEN細胞**）として体外で培養でき，その分化能は胚盤胞への移植により形成されるキメラ胚において，胚組織には一切寄与せず，壁側ならびに臓側内胚葉にのみ寄与することにより証明できる[12]．ES細胞の培養には，液性因子として白血病抑制因子（leukemia inhibitory factor：LIF）が必要であるが，胚盤胞では栄養外胚葉がこれらの因子を産生していることが知られており，その生理的役割が着床遅延胚における内部細胞塊の多能性維持において証明されている．一方，TS細胞とXEN細胞は**線維芽細胞増殖因子**（fibroblast growth factor：**FGF**）に依存して増殖するが，胚盤胞においては内部細胞塊がFGF4を産生し，これが正常発生に必

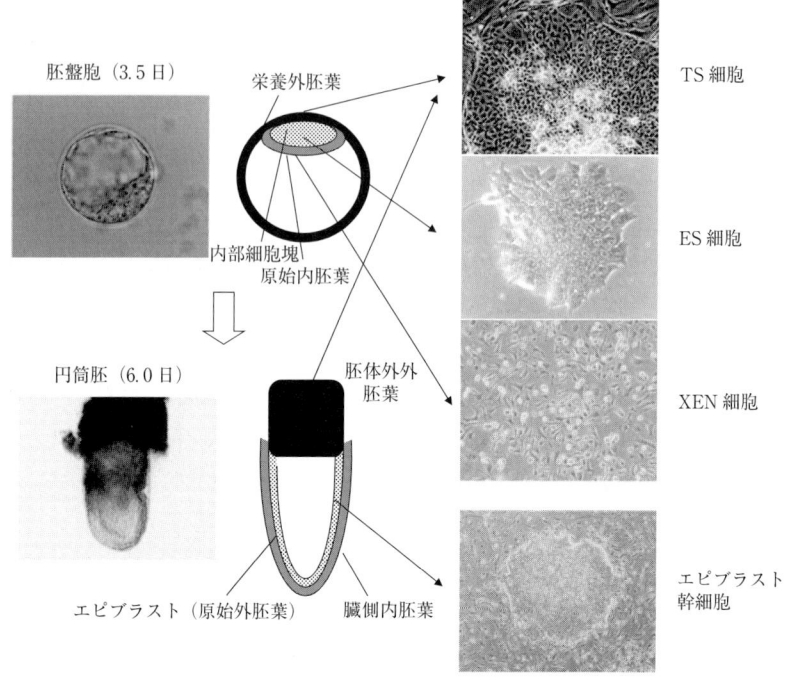

図1.5 マウス初期胚に由来する幹細胞
マウス初期胚を構成する三つの細胞系譜からは,それぞれ体外で培養可能な幹細胞株が樹立できる.

須であることが証明されている.したがって,これら三つの幹細胞は,他の幹細胞がニッチとして機能する重複した幹細胞システムに存在すると見なしうる[13].

着床後まもなくの胚からも,これまでに3種の幹細胞が体外で培養可能であることが報告されている.一つは前述の TS 細胞で,これは発生6.5日目の胚の胚体外外胚葉から樹立でき,その性質は胚盤胞由来のものと変わらない.また,着床直後の発生5.0日目の胚のエピブラストからは,内部細胞塊由来のものと同等の ES 細胞が樹立できる.そして,三つ目の幹細胞は,発生5.5〜6.0日目のエピブラストから樹立される,**エピブラスト幹細胞**（epiblast stem cells：EPiSCs）である[14,15].エピブラスト幹細胞は,異所性移植による奇形腫形成において3胚葉分化を示すことから,多能性の弱い定義を満たす.しかしながら,これを胚盤胞に移植してもほとんどキメラ個体には寄与しない.また,体外での増殖が LIF

には依存せず，FGF に依存すること，さらには雌性エピブラスト幹細胞ではすでに一方の X 染色体の不活性化が起こっていることなど，ES 細胞とは異なる性質を示す．多能性の弱い定義は，元来厳密な定義を証明できないヒト ES 細胞のために用意されたものだったのだが，このように発生過程で限局化した多能性幹細胞が，弱い定義だけを満たすことが証明された．そこで，最近では，強い定義を満たす，発生過程の早い段階に存在する多能性幹細胞を**原始多能性幹細胞**（**naïve pluripotent stem cell**），弱い定義だけを満たす，発生過程の進んだ段階に存在する多能性幹細胞を**準備多能性幹細胞**（**primed pluripotent stem cell**）として区別するようになった[16]．

これらの初期胚由来の幹細胞は，すべて体外では持続的に自己複製する立派な幹細胞であるが，胚においては一過性に存在するにすぎず，幹細胞というよりもむしろ一過性増幅細胞に近い．幹細胞としての性質は，体外で人為的に賦与されたものと解釈するのが正しいであろう．事実，胚盤胞の内部細胞塊は，LIF 存在下で培養すると ES 細胞として原始多能性幹細胞の性質を示すが，FGF 存在下で培養すると，エピブラスト幹細胞として準備多能性幹細胞の性質を示す[17]．培養された幹細胞の性質に培養条件が決定的な役割を果たす一例である．

1.2.2　中期発生と幹細胞

中期発生は，外・中・内胚葉が分化し，おおまかな形態形成が起こる過程であり，マウスでは発生 6.5〜9.0 日目あたりまでがこれに相当する．この間に，3 胚葉分化能を持っていた多能性幹細胞であるエピブラストは原腸陥入（gastrulation）を経て，各胚葉を形成し，次に，これらの胚葉のなかで，それぞれの組織形成に向けた分化が起こる，と教科書的には考えられてきた．しかし，神経堤細胞は，このような胚葉の古典的分類を超えた細胞種を生み出すことが古くから知られている．また，最近では，胚の尾部では遅くまで神経（＝外胚葉）と体節（＝中胚葉）に寄与できる細胞が存在することも証明されている[18]．そして，胚葉特異的な幹細胞の体外での培養にはこれまで成功していない．これは，初期胚に由来する幹細胞のように，比較的単純なシグナルにより制御され，体外で模倣が容易な一過性増幅細胞として，胚葉分化した細胞が存在していないことによるのか，あるいは胚葉分化した状態で一過性増幅細胞が発生過程に存在しないことを意味す

るのか，現時点では判定できない．

1.2.3 後期発生と幹細胞

　形態形成が終わると，次に個々の組織/器官の発生が始まる．皮膚，骨，筋といった組織や心臓，肝臓，腎臓といった器官はそれぞれ複数種の分化細胞によって構築され，その起源は時に複数の胚葉にわたる．それぞれの器官は多くの場合，まず単純な原基として中期発生過程で運命決定され，そこから複雑な構造の器官が形成される．器官を構成する複数種の細胞がこの原基から発生するならば，原基にはこれら細胞種すべてに分化できる複能性幹細胞の存在が想定される．たとえば，発生過程の肝臓においては，肝細胞と胆管細胞の両方に分化できる幹細胞（ないしは一過性増幅細胞または前駆細胞）の存在が示されている[19]．したがって，中期発生過程とは異なり，幹細胞システムないしは幹細胞システムとして体外培養に移行しうる一過性増幅細胞システムが，器官形成過程には普遍的に存在する可能性があるが，現在まで，初期発生過程のように，このような操作に成功した例はない．

1.2.4 幹細胞の体外での分化と発生

　初期発生過程より単離された，ES細胞やエピブラスト幹細胞のような多能性幹細胞は，培養条件下でも多能性を発揮し，3胚葉に由来するさまざまな細胞へと分化する．さらに，最近ではES細胞が，機能的な**始源生殖細胞**（primordial germ cell：PGC）にも分化し，移植後正常な生殖細胞を形成しうることも示された[20]．しかし，このような多能性幹細胞の培養下での分化は，基本的には正常発生過程を模倣した形で起こるものであり，多能性幹細胞がいきなり特定の終末分化細胞に分化することはない．つまり，特定の分化細胞を培養下で誘導しようとするならば，正常発生においてその細胞が分化する過程を解析し，これを忠実に模倣する必要がある．

　一方で，多能性幹細胞の培養下での分化が，発生学研究に新たな視点を与えることもある．後期発生過程にみられるような器官形成過程は，通常の発生学では常に個体発生とは切り離しえず，それぞれの器官発生がどの程度自律的に起こるものかを解析することは困難である．しかし，最近，ES細胞の培養下での分化

で，眼球の器官形成初期にみられる眼胞構造が，自律的に形成されることが報告された[21]．このような事例は，発生学研究と幹細胞研究とが，互いに切り離せない相補的な関係たりうることを表し，きわめて示唆的である．

1.3 幹細胞と成体恒常性

発生過程を経て形成された個体は，その形態を維持しながら生涯をすごす．しかし，この形態維持は，組織や器官ごとに程度の差はあるものの，基本的には細胞の増殖と死滅の平衡による，動的過程である．このような状態を，**成体の恒常性**（homeostasis）と呼ぶ．

1.3.1 幹細胞に依存した成体恒常性

一般に，早い周期で細胞の増殖と死滅による置換が起こっている組織や器官では，幹細胞システムが恒常性維持に働いている．血液，皮膚，毛根，小腸，精巣などがこれに相当する．このような組織や器官においては，幹細胞システムの破綻は，すみやかに組織や器官の破綻につながる．そして，このような幹細胞ならびに一過性増幅細胞の速い増殖は放射線照射に感受性で，幹細胞システムを恒常性維持に用いている組織や器官は同時に放射線障害の一次標的でもある．

増殖の遅い器官や組織でも，幹細胞システムが存在することが確認されている．骨格筋の幹細胞は**サテライト細胞**と呼ばれ，通常は休眠状態にあるが，組織障害により活性化され，骨格筋の再生に寄与することが知られている．これも，広い意味での恒常性維持に寄与する**幹細胞システム**である．

1.3.2 幹細胞に依存しない成体恒常性

組織障害後の修復過程では，骨格筋のように休眠状態の幹細胞システムを起動する場合もあるが，幹細胞システムによらない場合もある．肝臓は，その半分を切除されても，もとの大きさまで再生するが，これは幹細胞システムが働いた結果ではなく，分化した肝細胞が分裂することによる．

1.3.3 成体恒常性との関連が不明な幹細胞

成体からはこれまでにさまざまな細胞が単離され,培養条件下で幹細胞としての性質を示すことが知られている.しかし,これらのなかには,その成体内での役割が明らかではないものも存在する.**間葉系幹細胞**(mesenchymal stem cell)は,**骨髄間質細胞**(stromal cell)の培養によって得られる幹細胞で,培養下で自己複製し,かつ脂肪,軟骨,骨細胞へと分化できる複能性を示す.この細胞はすでに臨床応用もされているものの,今日に至るまで骨髄のどの細胞を起源とするのかが明らかではなく,当然その生理的役割も不明である.このような細胞が恒常性維持に寄与している可能性は否定できないが,幹細胞としての性質が培養条件下で人為的に賦与されたものであるとも考えられる.

 **幹細胞と再生**

損傷を受けた,あるいは切断などにより失われた成体の大きな構造が,元どおりに修復される過程を,**再生**(regeneration)と呼ぶ.単一の組織や器官の修復も,広い意味では再生であるが,ここではさまざまな動物種にみられるより大きな構造の再生と幹細胞システムの関係について解説する(図1.6).

1.4.1 単一の幹細胞による再生

扁形動物であるプラナリアは,成体のごく一部の断片から個体を再生するという驚異的な能力を持つことで知られている.プラナリアは3胚葉性の動物であり,そのすべてが再生されるということは,成体に多能性幹細胞が存在し,これが再生に寄与していることを示唆する.放射線照射されたプラナリアは再生能を喪失することから,放射線感受性の活発な増殖を示す細胞集団に幹細胞が含まれると考えられた.そこで,このような細胞を単離し,さらに形態学的に分類することにより,単一細胞の移植で放射線照射されたプラナリアの再生能を回復させることができる**多能性幹細胞**(clonogenic neoblast)が同定された[22].この細胞は通常成体の恒常性維持に寄与し,さらに再生や自切による無性生殖のための細胞の供給源となる.しかし,この細胞1個から自律的に個体が再生することはなく,

1.4 幹細胞と再生　　17

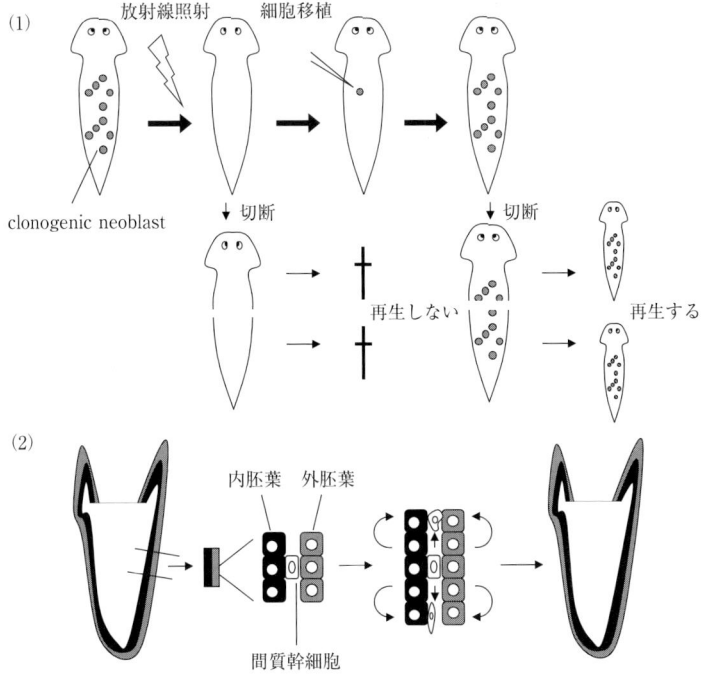

図 1.6　個体の再生と幹細胞
(1) プラナリアの再生では，全身に存在する多能性幹細胞（clonogenic neoblast）が再生に必要なすべての種類の細胞を作り出す．
(2) ヒドラの再生では，複数の幹細胞システムが協調して働く．

それには少なくとも数百個の分化細胞の存在を必要とすることから，この細胞の分化能はあくまで多能性であり，全能性ではない．

1.4.2　複数の細胞による再生

成体の断片から個体が再生する現象が，常に多能性幹細胞の存在に依存するわけではない．腔腸動物であるヒドラは内胚葉と外胚葉のそれぞれ単層の細胞シートと，その間にわずかに存在する神経細胞，刺細胞，分泌細胞，生殖細胞からなる袋状の単純な身体構造で，その断片からでも個体を再生できる．しかし，プラナリアの場合とは異なり，そこにはこれらすべてに分化できる多能性幹細胞は介在せず，内胚葉は内胚葉，外胚葉は外胚葉からそれぞれ再生する．ただし，それ

以外の細胞種はあらかじめ存在している**間質幹細胞**(interstitial stem cell)から分化する．このように，個体再生における幹細胞システムの使われ方には動物種ごとに大きな差がある[23]．

1.4.3 脱分化を介した再生

損傷を受けた組織，ないしはその近傍の組織の終末分化細胞から，一時的に**脱分化**(dedifferentiation)によって幹細胞が生じ，これが修復に寄与する事例もある．有尾両生類は高い組織再生能を有し，たとえば前肢を基部から切断しても，これを元どおり再生することができる．このとき，切断された断面には，**再生芽**(blastema)と呼ばれる細胞塊が形成され，これが骨，筋，皮膚などすべての組織に分化して再生前肢を構成することから，再生芽には多能性幹細胞が含まれるのではないかと考えられた．では，この多能性幹細胞はどこからくるのか．プラナリアのようにあらかじめ存在するのか，あるいは終末分化細胞から脱分化して生じるのか．近年，有尾両生類の一種アホロートルで遺伝子操作が可能になり，マウスにおけるようなCre-loxPを用いた細胞標識が可能となった．これにより再生肢に寄与する細胞の起源が検討された．結果は意外なもので，再生肢の骨，筋，皮膚はそれぞれ損傷を受けた組織の断端に存在する骨，筋，皮膚に由来していた[24]．これは，再生芽が均一な細胞集団ではなく，これら異なる系統の細胞が混在したものであること，そして，組織再生は多能性幹細胞を介さず，細胞系譜ごとに単能性幹細胞へと脱分化し，これがもとと同じ細胞種へと**再分化**(redifferentiation)することによって起こることを示している．この方式はプラナリアよりもヒドラに近い．

終末分化細胞が脱分化して生じた幹細胞様の細胞が，もととは異なる種類の終末細胞へと分化することにより，損傷を受けた組織の再生が起こることもある．この一連の過程は**分化転換**(transdifferentiation)と呼ばれ，有尾両生類の一種アカハライモリの眼球の水晶体再生で確認されている[25]．アカハライモリの水晶体を摘出すると，まず虹彩の色素上皮の一部で，脱色素化が起こる．これは色素上皮が脱分化したことを示す．次に，この脱分化細胞はクリスタリンなどの水晶体特異的な構造蛋白を発現し始め，最終的には水晶体を形成する．この現象はきわめて再現性よく起こり，同じアカハライモリの同側の眼球の水晶体を18回繰

り返し除去しても，同じように分化転換で水晶体が再生することが報告されている[26]．分化転換もまた，事前に準備された幹細胞の存在を必要としない再生様式であるが，新規幹細胞システムを誘導して再生に用いた系ともいえる．

1.5 幹細胞を制御するシステム

　幹細胞とニッチからなる幹細胞システムは，上述のようにさまざまな動物種のさまざまな場面で解析が進められている．これらの解析は，それぞれの場面でさまざまなシグナル制御と異なる遺伝子発現が重要であることを示し，一見そこに共通性を見いだすことは不可能である．しかし，これらの幹細胞システムの動作原理をシステム論的に記載したとき，そこに共通項が見いだされることはないであろうか？　それがひとたびいくつかのパターンに還元されれば，新たな解析の場面において，検索されるべきシステムのパーツが予言できることとなり，解析の効率と制度は飛躍的に増大するであろう．今日の幹細胞研究はこれを可能とする段階へと近づいている． 〔丹羽仁史〕

文　献

1) Evans MJ, Kaufman MH：Establishment in culture of pluripotent cells from mouse embryos. Nature 292：154-156, 1981
2) Martin GR：Isolation of a pluripotent cell line from early mouse embryos cultured in medium conditioned by teratocarcinoma stem cells. Proc Natl Acad Sci USA 78：7634-7638, 1981
3) Niwa H, et al：Interaction between Oct3/4 and Cdx2 determines trophectoderm differentiation. Cell 123：917-929, 2005
4) Bradley A, et al：Formation of germ-line chimaeras from embryo-derived teratocarcinoma cell lines. Nature 309：255-256, 1984
5) Losick VP, et al：Drosophila stem cell niches：a decade of discovery suggests a unified view of stem cell regulation. Dev Cell 21：159-171, 2011
6) Wobus AM, et al：Characterization of a pluripotent stem cell line derived from a mouse embryo. Exp Cell Res 152：212-219, 1984
7) Osawa M, et al：Long-term lymphohematopoietic reconstitution by a single CD34-low/negative hematopoietic stem cell. Science 273：242-245, 1996
8) Ito M, et al：Stem cells in the hair follicle bulge contribute to wound repair but not to homeostasis of the epidermis. Nat Med 11：1351-1354, 2995

9) Tian H, et al : A reserve stem cell population in small intestine renders Lgr5-positive cells dispensable. Nature 478 : 255-259, 2011
10) Spippert HJ, et al : Intestinal crypt homeostasis results from neutral competition between symmetrically dividing Lgr5 stem cells. Cell 143 : 134-144, 2010
11) Tanaka S, et al : Promotion of trophoblast stem cell proliferation by FGF4. Science 282 : 2072-2075, 1998
12) Kunath T, et al : Imprinted X-inactivation in extra-embryonic endoderm cell lines from mouse blastocysts. Development 132 : 1649-1661, 2005
13) Niwa H : Mouse ES cell culture system as a model of development. Develop Growth Differ 52 : 275-283, 2010
14) Tesar PJ, et al : New cell lines from mouse epiblast share defining features with human embryonic stem cells. Nature 448 : 196-199, 2007
15) Brons IG, et al : Derivation of pluripotent epiblast stem cells from mammalian embryos. Nature 448 : 191-195, 2007
16) Nichols J, Smith A : Naïve and primed pluripotent states. Cell Stem Cell 4 : 487-492, 2009
17) Najm FJ, et al : Isolation of epiblast stem cells from preimplantation mouse embryos. Cell Stem Cell 8 : 318-325, 2011
18) Tzouanacou E, et al : Redefining the progression of lineage segregations during mammalian embryogenesis by clonal analysis. Dev Cell 17 : 365-376, 2009
19) Suzuki A, et al : Role of growth factors and extracellular matrix in controlling differentiation of prospectively isolated hepatic stem cells. Development 130 : 2513-2524, 2003
20) Hayashi K, et al : Reconstitution of the mouse germ cell specification pathway in culture by pluripotent stem cells. Cell 146 : 519-532, 2011
21) Eiraku M, et al : Self-organizing optic-cup morphogenesis in three-dimensional culture. Nature 472 : 51-56, 2011
22) Wagner DE, et al : Clonogenic neoblasts are pluripotent adult stem cells that underlie planarian regeneration. Science 332 : 811-816, 2011
23) Tanaka EM, Reddien PW : The cellular basis for animal regeneration. Dev Cell 21 : 172-185, 2011
24) Kragl M, et al : Cells keep a memory of their tissue origin during axolotl limb regeneration. Nature 460 : 60-65, 2009
25) Eguchi G : Instability in cell commitment of vertebrate pigmented epithelial cells and their transdifferentiation into lens cells. Curr Top Dev Biol 20 : 21-37, 1986
26) Eguchi G, et al : regenerative capacity in newts is not altered by repeated regeneration and aging. Nat Commun 2 : 384, 2011

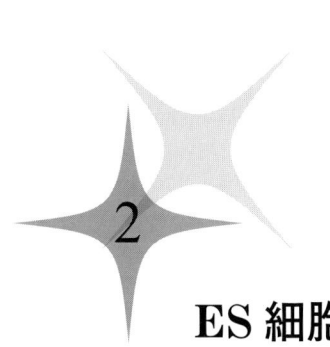

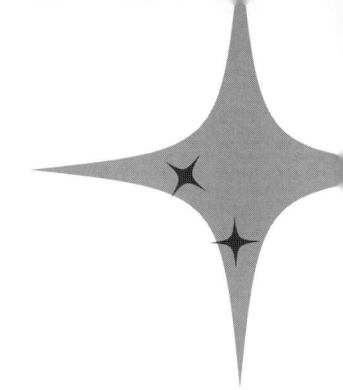

ES 細胞からの分化

マウス ES 細胞などの多能性幹細胞は，発生・再生医学研究に役立つ以下のすぐれた利点を有する．

(1) 発生過程できわめて数が少ないために，解析が困難であるような細胞群に類似した細胞を ES 細胞から作り出すことで，細胞生物学的あるいは分子生物学的解析に耐えうる細胞数を確保し，研究を行うことができる．

(2) *in vitro*（試験管内分化誘導）と *in vivo*（tetraploid chimeric mice, KO mice など）の接点に存在する細胞であるために，一つの細胞で両方のシステムを利用してさまざまな課題をより深く詳しく解析することが可能である．

(3) 単純に *in vivo* 解析のツールとして用いることで，分子の機能解析や新規分子の単離を，哺乳類においては，他のシステムに比べて有効かつ容易に行うことが可能である．

(4) さまざまな細胞の誘導方法を確立することが将来その細胞を臨床の現場で用いる臨床研究の基盤となる．

このように多くの利点を有する ES 細胞などの多能性幹細胞研究，特に分化誘導についてここでは論じてみたい．

2.1 多能性幹細胞の分化研究の意義

幹細胞は組織や器官の発生，再生，修復にかかわる細胞であり，自己複製能力とさまざまな細胞に分化できる多分化能を持つ．幹細胞はこのほか，医療においても重要な細胞である．たとえば，血液細胞のもとになる**造血幹細胞**（血液幹細胞）の移植（骨髄移植）は，それまで根治することが困難であった急性白血病の

治療成績を飛躍的に向上させた．このように細胞治療，とりわけ幹細胞による細胞移植治療は，実用化されれば適応疾患の根本的治療をなすものが多く，成功すれば難治性疾患の予後を飛躍的に改善させることができる．すなわち，欠損や破壊された組織をその組織を再び構築できる細胞を移植することで治療を行う戦略は，難治性疾患の治癒に向けて十分にその効果が期待できるものである．このように組織構築のもとになる幹細胞や未熟前駆細胞の臨床での利用価値が高いことについては十分な認識があるものの，実際，**組織幹細胞**を治療に用いることは一部の幹細胞を除いて実現化していない．残念なことに，多くの幹細胞や前駆細胞を組織から分離することは，患者にとって大きな侵襲を伴うことが多く，簡単ではない．さらに，分離できる数も少なく，治療に十分な量が確保できない細胞がほとんどである．したがって，必要とされる細胞を試験管内で，その機能を維持したまま増幅できる技術の開発が急務であるが，現在までに成功している例は少なく，いまだ開発途上にある．

一方，**胚性幹細胞**（embryonic stem cell：**ES 細胞**）などの多能性幹細胞は，さまざまな組織細胞へと分化できる能力（多能性）をもち，かつ，試験管内でこの多能性を維持したまま増幅できる幹細胞の一つである．この ES 細胞からさまざまな組織幹細胞や未熟前駆細胞を誘導することで，組織幹細胞の持つ供給力不足を解決しようという試みがなされている．これまでに，神経幹細胞や間葉系幹細胞などの幹細胞が ES 細胞から遺伝子操作なしに分化誘導することに成功している．しかしながら，**ヒト ES 細胞**を利用する場合，患者本人の ES 細胞樹立には未受精卵を用いたクローン技術が必要であり，またヒト胚を破壊する操作も必要であることから，倫理的問題を避けては通れず，なかなか容易に研究できる環境ではなかった．このようななか，ES 細胞にきわめて類似した分化能力を持つ**人工多能性幹細胞**（induced pluripotent stem cell：**iPS 細胞**）をマウスやヒトの体細胞から誘導・作製する技術が開発された[1]．この技術を用いれば，患者の体細胞から侵襲も少なく ES 細胞様の多能性幹細胞を樹立することが可能であり，多能性幹細胞の樹立に，未受精卵と胚を用いることもなく倫理的問題は生じない．したがって，治療に用いる細胞源として ES 細胞の代わりをなす細胞として期待されている．

ところで，iPS 細胞を誘導するために必要な分子の同定は ES 細胞の研究がな

ければなしえなかった．ES 細胞内に**初期化活性**（再プログラム化活性）がある因子の存在が明らかとなり，この知見を利用して初期化因子の同定が行われたからである．この研究成果からわかるように，ES 細胞研究からの知見は単純に ES 細胞分野にとどまらず，広く幹細胞の研究に応用できる．特に，iPS 細胞を用いる再生医療研究においては，これまで ES 細胞を用いて行われてきた技術やそこから得られた知見がその研究に大きく寄与することは必須であり，今後も組織幹細胞と ES 細胞に iPS 細胞を加えて，この三つの幹細胞をうまく使い分けながら幹細胞の再生医療に向けての応用的研究は進むものと考えられる．

2.2 多能性幹細胞の試験管内分化研究で考慮すべき点

　まず多能性細胞の試験管内分化研究の問題点を述べてみたい．多能性幹細胞を試験管内で分化させた場合，最も問題となるのは，どの細胞がどんな性質であるかといった細胞の識別と同定方法である．特に未熟な**胚葉様細胞**の場合，顕微鏡下での形態だけで識別することは難しい．より詳しくみるためには固定して組織学的に詳細に調べる必要があり，この手技によって生きたままの細胞解析，とりわけ細胞の運命解析が不可能となる．また個体発生の研究では組織における細胞の位置によって細胞系列や種類を同定するのが一般的であるが，試験管内で分化した ES 細胞では位置によっての細胞同定は行えない．したがって，発生学の研究手法とは違った方法で細胞を同定することが必要である．

　以上の点を考えてどのような方法が適切かを考えてみると，血液細胞の同定に用いられてきた細胞表面特異的なマーカーを可視化する方法が利用度とその価値が高いといえる．しかし，残念なことに多能性幹細胞からの初期分化過程で出現する胚葉様細胞を特異的に可視化できる表面マーカーの開発は遅れており，利用できるマーカーは限られている．このことが多能性幹細胞による分化研究の進歩を妨げている要因の一つとなっている．

　一方，最終目的細胞を効率よく誘導する方法を開発・樹立するために，目的細胞の出現の有無のみに注目し研究を進めがちである．しかし，試験管内での分化にはさまざまな因子が存在し，その因子が目的細胞の分化過程のさまざまなポイ

ントで影響を与える．このような状態下では，いったん誘導条件を確立してもその条件を安定化し，さらに再現性を高めることは意外と難しい．したがって，あるときはうまくいくが，あるときはまったく目的細胞が出現しないということもありうる．このトラブルへの対処方法は，分化過程をモニタリングできるシステムを構築することである．すなわち，目的細胞の分化経路を明らかとして，その途中に存在する中間段階の細胞の誘導状態を正確に把握することである．このようにすることで誘導状態を分化過程の途中のポイントにおいてモニタリングができ，その状態を監視することが可能となる．

以上まとめてみると，適切な誘導条件の開発には，中間段階の細胞を表面マーカーなどで識別・モニタリングしながら目的細胞の分化経路を明らかにすることが重要であるといえる．ES細胞の分化誘導で出現する胚葉系細胞は，この分化経路を解明する際に，多能性幹細胞から最初に出現してくる細胞群であることからその可視化と誘導条件の確立は重要である．

目的細胞への分化をコントロールするためにはどのような培養システムを用いて誘導するかも大切な因子である．現在，多能性幹細胞の**試験管内分化誘導方法**は三つの方法がよく用いられている．①細胞塊を作って分化を誘導する**胚様体**（embryoid body）**形成法**，②OP9などの**フィーダー細胞との共培養方法**，③**単層培養方法**，である．それぞれ以下のような特徴がある．

胚様体形成法は，できるだけ発生現象を忠実に再現しようとした方法である．目的の細胞を出現させるのには適しているが，ある系列細胞を大量に誘導しようという目的にはさまざまな細胞が出現しやすいので適しない．フィーダー細胞との共培養方法は，目的細胞を得るためには比較的簡単に達成できるが，培養が複雑なうえに，フィーダー細胞の状態に誘導効率が左右される．そのために再現性にやや難がある．また，いったん樹立したのち，培養系を簡素化する際には変更しにくい．単層培養方法は，一つの系列細胞を大量に誘導するには適するが，はじめての細胞を誘導するには条件決定が難しい．

このように，それぞれの方法には利点・欠点があるため，目的に応じて使い分けることが望ましい．いずれにしても，臨床応用する際には，できるだけ分化システムを簡素化し（胚様体形成や他の細胞との共培養を避ける），化学的にはっきりした物質のみ（血清を用いない）での分化誘導を行い，確定条件をみつける

ことが大切である．

2.3 哺乳類の個体発生における中胚葉・内胚葉の分化

　多能性幹細胞の試験管内分化の研究を成功させる要因の一つに，発生学の成果を利用することがあげられる．特に哺乳類の場合，マウスでの個体発生過程の知識や新しい知見は分化誘導方法の開発に大きく貢献してきた．ここでは，筆者らが取り組んできた中胚葉，内胚葉について述べてみたい．

　中胚葉や内胚葉系細胞の分化をマウスの発生過程でみてみると，最も早く出現する中胚葉前駆細胞は**オルガナイザー領域**（原条先端部の特別な細胞集団で軸決定に関与する）に出現する細胞と考えられる[2]．このあと，原腸胚形成の際，その他の中胚葉系細胞の前駆細胞は，**原条**（primitive streak）内に出現し，胞胚を形成する上皮組織の一定領域から離脱した予定中胚葉細胞が胚の内部に入り込み，予定外胚葉と予定内胚葉の間を移動して最終的に胚性の中胚葉を形成する．このとき最も腹側の中胚葉細胞群を**側板中胚葉**（lateral mesoderm）と呼び，これらは主に将来，心筋，血管内皮，血液細胞へと分化する．一方，骨格筋，骨，軟骨へと分化する中胚葉系細胞は原条のすぐ近傍の両側に存在し，**沿軸中胚葉**（paraxial mesoderm）と呼ばれている．また，この二つの中胚葉群の間に，特に鳥類では**中間中胚葉**（intermediate mesoderm）と呼ばれる領域が存在し，生殖細胞や腎臓の細胞に分化していく．ただし，この中胚葉分画はマウスの発生では鳥類ほどはっきりしない．のちに中胚葉系細胞の表面マーカーとして記述するVEGFR2とPDGFRαは原腸胚形成後，それぞれ側板中胚葉と沿軸中胚葉に発現している．

　一方，将来，腸管や肝臓，膵臓になる胚性内胚葉の前駆細胞は，原腸胚形成の際，原条先端部のオルガナイザー領域にまず出現し，中胚葉細胞の移動とともに前方部へ移動する．この際，最も前方部の予定内胚葉領域から後方に向けて，マウスの頭部から尾部に対応する順番で内胚葉細胞の子孫細胞を形成する．魚や線虫では，一部の中胚葉と胚性内胚葉のすべてが同一の**前駆細胞**（中内胚葉細胞）から出現することが知られているが，マウスの個体発生でははっきりした証拠は示さ

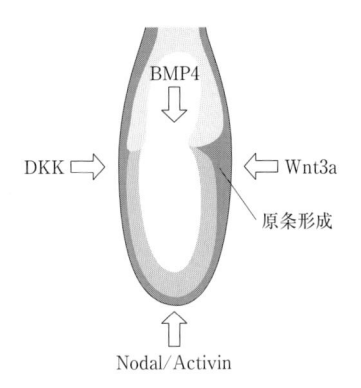

図2.1 マウス胚での分化シグナル
発生7.5日目のマウス胚では大まかにいって図のような増殖分化シグナルが上下背腹からあり，胚内での位置によってシグナルの強度と分布は異なる．その違いが細胞の運命を決定すると考えられる．

れていない．

　この胚葉形成過程では，胚の上下腹背側の4方向より大まかにいって，分化・増殖をつかさどる四つのシグナルが関与している（図2.1）．これら四つのシグナルを使い分けながら，細胞は胚葉形成を行う．したがって，これらのシグナルは当然，多能性幹細胞の試験管内分化においても使える重要なシグナルとなりうる．また，中胚葉・内胚葉前駆細胞にとって，出現する時期と胚内での位置がその後の分化運命を左右する重要な因子となる．

2.4 中胚葉細胞マーカーの発現の差による各分画の遺伝子発現と分化能力

　マウスES細胞の分化誘導系においては，誘導開始後4日目では，中胚葉細胞の表面マーカーである **PDGFRα**（platelet derived growth factor receptor-alpha）[3]，**VEGFR2**（vascular endothelial growth factor receptor 2）の発現をみてみると，PDGFRα陽性，VEGFR2陽性分画（double positive cells：DP），PDGFRα陽性，VEGFR2陰性の分画（PDGFRα single positive cells：PSP），PDGFRα陰性，VEGFR2陽性分画（VEGFR2 single positive cells：VSP），PDGFRα陰性，VEGFR2陰性の分画（double negative cells：DN）の四つの分

画があることがわかる[4]．これらが個体発生を反映しているのであれば，VSPの分画は側板中胚葉，PSPの分画は沿軸中胚葉に相当することが考えられる．そこで，これらの中胚葉マーカー陽性分画の分化能力を調べるために，フローサイトメーターにて純化し，沿軸中胚葉の子孫細胞である筋肉・骨・軟骨細胞への分化能力を，それぞれの細胞の分化適正条件を用いて検討した．すべての分画から沿軸中胚葉の子孫細胞である筋肉細胞，骨細胞や軟骨細胞の分化が観察されたが，圧倒的にPSP分画が他の二つの分画と比較して，より多く，これらの細胞への分化が誘導された．このことは，骨・軟骨・筋肉細胞系列特異的なマーカー分子の発現を定量的RT-PCRで調べた結果からも確認された．

次に，側板中胚葉細胞の子孫細胞である血管内皮細胞への分化について，三つの分画の分化能力を比較した[4]．これまでの筆者も含めたいくつかのグループの研究から，分化誘導4日目のVEGFR2陽性細胞は，少なくとも血液細胞と血管内皮細胞への分化能力を有することが判明している．内皮細胞のコロニー頻度は，VSP分画が最も高く，この分画が，最も高い血管内皮細胞への分化能を有しているといえる．定量的RT-PCRの結果から，側板中胚葉とその子孫細胞である血液細胞や血管内皮細胞のマーカーであるGATA2やTAl1は，その発現がVSP分画で最も高く，他の二つの分画ではほとんどみられなかった．

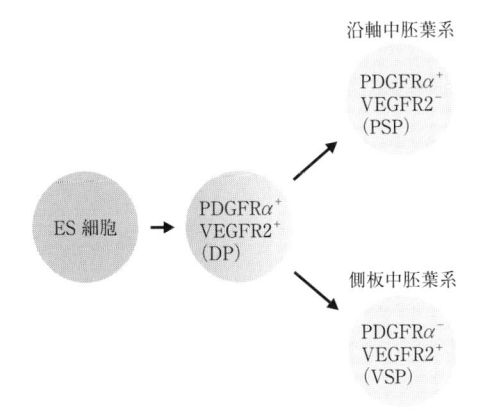

図2.2 ES細胞から中胚葉系細胞への分化モデル
ES細胞はまず中胚葉分画で最も未熟な共通の前駆細胞PDGFRα陽性，VEGFR2陽性のダブル陽性細胞（DP）へと分化し，PDGFRαシングル陽性細胞（PSP），VEGFR2シングル陽性細胞（VSP）へと分化する．

このように,分化誘導と遺伝子発現の解析の結果は,最初に予想したとおり個体発生でみられる分画とほぼ同様で,PSP 分画が沿軸中胚葉,VSP が側板中胚葉に相当することが判明した.

詳細に解析を進めた結果,PSP と VSP,二つの分画は共通の前駆細胞分画,DP 分画から分化することが明らかとなった.DP 分画が,未熟な中胚葉細胞マーカーを発現していたことより,遺伝子発現解析からも,DP 分画は,PSP,VSP 分画に比べて未熟な細胞分画であることが確認された.

以上の結果より,現在,筆者らは図2.2のような**中胚葉分化モデル**を考えている[4]. まず,ES 細胞は,中胚葉分化のなかで DP stage への細胞へと分化する. そして,DP stage の細胞が PSP,VSP のそれぞれの細胞へと分化する.PSP 細胞は沿軸中胚葉細胞,VSP 細胞は側板中胚葉細胞に,それぞれ相当すると考えられる.

2.5 中・内胚葉細胞の可視化と分化誘導およびそこからの内胚葉細胞への分化

一方,オルガナイザー領域の中胚葉細胞を可視化し分離するためにこの部分に特異的に発現するマーカーが必要である.***goosecoid*** (***gsc***) **遺伝子**は,Xenopus 初期胚のオルガナイザー領域から単離された homeobox domain を持つ転写因子であり,Xenopus の卵に mRNA を導入すると二次軸の形成が誘導される. マウスの発生過程でこの分子は早期,中期の体幹部オルガナイザーおよび Node (結節) に特異的に発現することが判明している.gsc 遺伝子を半分欠失したヘテロマウスは,正常に発生し,特に異常を認めない. したがって,仮に knock-in の遺伝学的手法を用いて gsc 遺伝子を半分欠失した ES 細胞を作製しても,その分化能力の低下はほとんどないことが推測される. そこで,gsc 発現細胞を可視化するために,gsc 遺伝子の開始コドン ATG に合わせて in frame で**緑色蛍光蛋白質**(green fluorescent protein: GFP) **遺伝子**を挿入したコンストラクトを作成し,ES 細胞に導入して,遺伝子相同組換え ES 細胞クローンを得た. 誘導条件を検討した結果,高濃度のアクチビン (activin) A (10 ng/ml) を加えた無血清培地を用いて,培養6日目では実に97%以上の細胞に Gsc-GFP の発現が誘導される分化誘導培

養条件を確立した[5]. さらに, Gsc-GFP 細胞は E-カドヘリン (cadherin) の発現している内胚葉前駆細胞と発現していない中胚葉前駆細胞から構成されることが判明した. この研究からもわかるように, 適切な表面マーカーがない場合, 遺伝子工学の技術を用いて, 特定分子を発現している細胞を可視化し, そして分化過程を解析することは, ES 細胞の分化研究で有力な戦略の一つである.

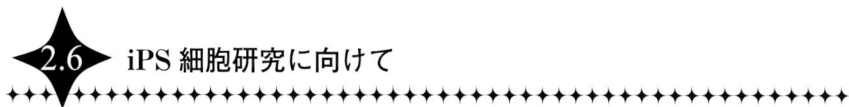

2.6 iPS 細胞研究に向けて

ES 細胞での分化誘導で得られた知見は, 前述したように ES 細胞と非常によく似た特徴を持つ iPS 細胞の研究に利用できる. そして誘導された細胞を用いて将来の再生医療への臨床応用に向けてさらなる研究を進めることになる. しかし, ES 細胞で得られた知見の応用範囲は iPS 細胞を再生医療の細胞ソースとして利用する研究だけにとどまらず, 患者由来の iPS 細胞を解析する際にも利用できる.

正常 ES 細胞からの分化誘導方法を標準化し, 患者由来 iPS 細胞の誘導結果との違いを明らかにすることは, 疾患の病因や病態を明らかにすることにつながる. さらにこのようにして確立した誘導方法は将来, 病気の治療薬開発を行うスクリーニングシステムへと応用することが, 可能である. このように ES 細胞研究の知見は広く医学研究への応用ができ, すぐれた研究システムといえる.

〔江良択実〕

文　献

1) Takahashi K, et al : Induction of pluripotent stem cells from adult human fibroblasts by defined factors. Cell 131 : 861-872, 2007
2) Kinder SJ, et al : The organizer of the mouse gastrula is composed of a dynamic population of progenitor cells for the axial mesoderm. Development 128 : 3623-3634, 2001
3) Kataoka H, et al : Expressions of PDGF receptor alpha, c-Kit and Flk1 genes clustering in mouse chromosome 5 define distinct subsets of nascent mesodermal cells. Dev Growth Differ 39 : 729-740, 1997
4) Sakurai H, et al : In vitro modeling of paraxial and lateral mesoderm differentiation reveals early reversibility. Stem Cells 24 : 575-586, 2006
5) Tada S, et al : Characterization of mesendoderm : a diverging point of the definitive endoderm and mesoderm in embryonic stem cell differentiation culture. Development 132 : 4363-4374, 2005

3 組織幹細胞

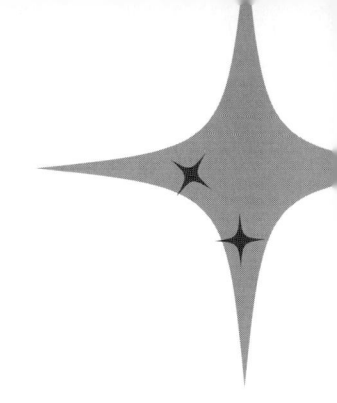

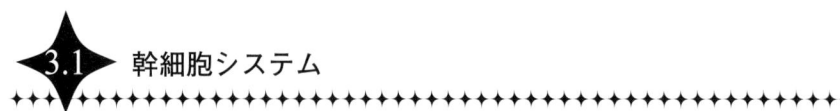

3.1 幹細胞システム

3.1.1 臓器や組織の再生能力の違い

　手足を再生できるイモリほどではないにしても，人体の各組織は恒常性を維持するために，多かれ少なかれ自己修復能が備わっている．造血系の組織や皮膚をはじめとする上皮系の組織では細胞が日々更新されているので，その維持やけがなどの不測の事態に備えて高い再生能力と予備能力を持っている．

　たとえば人体から 400 ml の血液を採取しても，すみやかに赤血球はもとのレベルに戻り，皮膚は少々傷ついても跡を残さずに治ってしまう．しかし，大量に出血すれば命を落とすことになり，深い傷はたとえ表皮で覆われても瘢痕組織となるので，「キズ」という印が残ってしまう．

　内臓では，特に肝臓の再生能力はずば抜けている．肝臓は外科的に 2/3 程度まで切除してももとの大きさにもどるが，胃や腸では 1/3 切除したら，大きさがもとに戻ることはない．しかし胃や腸の粘膜は毎日更新されており，粘膜だけをみれば非常に再生能力は高い．つまり肝臓にも胃腸にも再生能力の高い細胞が存在しているが，臓器全体というレベルで考えると，それぞれの組織の再生能力は異なっているといえる．

　骨のように見た目には変わらないようにみえても，間断なく骨吸収と骨新生が起こっている組織も存在する．また 20 年以上前には脳の神経細胞や心臓の筋肉は生後ほとんど細胞分裂しないので再生しないと考えられていたが，神経幹細胞や心臓幹細胞が発見されて，ある程度再生することが示された．しかし，幹細胞が存在するからといって障害を受けたのちに必ずしも組織修復が十分になされる

わけではないことは，脳卒中や心筋梗塞の治療にいまだ苦労していることからも明らかである．

3.1.2 組織における幹細胞システム

各組織にはそれぞれ特有な機能があり，その機能を発揮する実動部隊は「**分化**（differentiation）」した特殊な細胞である．これらの細胞を最終分化細胞というが，不死ではないので，消耗して機能が低下したり，ダメージを受けて死んでしまうことがある．

通常では最終分化した細胞は増殖能力を失っているので，その細胞を補うバックアップシステムが必要となる．近くにいて最終分化をしておらず，必要なだけ増殖して新たに最終分化細胞を生み出す役割を担うのが**前駆細胞**（progenitor cell あるいは precursor cell）である．

分化した細胞がどんどん失われるような組織ではかなりの数の前駆細胞が存在して，常に活発に細胞分裂していると考えられる．前駆細胞がきちんと役割を果たせば，新旧交代がうまくいって細胞数は一定に保たれる．

ところが前駆細胞の増殖能力は有限なので，前駆細胞は何回か分裂したのちに増殖できなくなってしまう．そこで前駆細胞を適宜供給する体制がさらに必要となり，その役を担うのが**組織幹細胞**（adult stem cell あるいは tissue stem cell）であると考えられている．つまり各組織において，組織幹細胞から前駆細胞が作られ，続いて前駆細胞から最終分化細胞ができるというヒエラルキーが存在していると考えられ，**幹細胞システム**と呼ばれる（図 3.1）．

この幹細胞システムは厳密に制御されなければならず，その制御機構の研

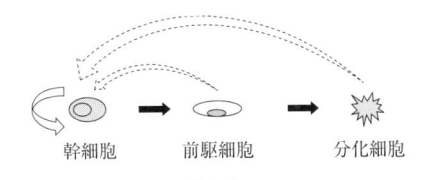

幹細胞　　前駆細胞　　分化細胞

図 3.1　幹細胞システム
幹細胞は自己を複製しながら，前駆細胞を産生し，前駆細胞から最終分化細胞が生み出される．これまでは分化の方向は一方通行と考えられていたが，条件さえ整えば，破線のように未分化な状態に戻ることができると考えられるようになった．

究は非常に重要なテーマであるが，まだわからないことも多い．**造血幹細胞**（hematopoietic stem cell）システムにおいては赤血球やリンパ球などにそれぞれ前駆細胞が存在し，このヒエラルキーがはっきりしているが，分化段階が多段階に分かれているため，何種類もの前駆細胞が存在する．しかし，他の臓器では必ずしもこのヒエラルキーが明確でないものもある．

一方で，この幹細胞システムが暴走して制御不能になれば，「癌」になりうることも理解できる．またこれまでは，幹細胞システムは幹細胞から一方通行であり，一度分化した細胞は未分化な細胞には戻らないと考えられてきた．しかし人工多能性幹細胞（induced pluripotent stem cell：iPS細胞）の樹立成功を契機にして，条件が整えば実際に未分化な細胞に戻ること（**脱分化**，dedifferentiation）がありうると認識されるようになった．

それでは幹細胞と前駆細胞はどのような違いがあり，はっきり区別できるのであろうか．両者は増殖能力と分化の程度が違うことは明らかであるが，これが本質的な違いなのかどうかについては議論のあるところである．

幹細胞から前駆細胞への移行が連続的な過程であれば，どこで両者を分ける線を引くのか決めることは難しい．また多段階の分化過程を経るとすれば，中間に位置する細胞の存在も否定はできない．しかし短時間しか存在しなければ，実際に検出することは難しい．さらに分化の程度について考えてみると，最終分化から最も離れたところにある究極の未分化細胞は，すべての細胞を作り出せる受精卵にまでさかのぼる．

胚性幹細胞（embryonic stem cell：ES細胞）も発生段階の初期の細胞に由来し，いろいろな細胞になりうる能力を持つという点でかなり未分化な細胞である．受精卵から発生過程を経て，細胞は徐々に分化が進み，各組織が形成される．当然のことながら組織幹細胞はその組織への分化スイッチが入っていると考えられるので，ES細胞と比べると分化能力は低くなっているはずである．

このように考えると組織幹細胞と前駆細胞での分化の程度の違いは相対的なものでしかない．前駆細胞は1種類の決まった細胞にしかなれない細胞であるのに対し，幹細胞は2種類以上の複数の細胞になれるという点は大きく違うといえる．ただ近年では，場合によって前駆細胞も幹細胞に戻れる可能性が示唆されているので，両者の本質的な違いということについて簡単に答えられなくなってしまっ

た．

　あとでもう一度言及するが，毛では**バルジ領域**という特定の場所に幹細胞が存在すると考えられており，その幹細胞は通常では皮膚の深いところに移動し，毛母という毛の根元において増殖し，毛を構成する複数の異なる上皮細胞に分化する．したがってバルジ領域の細胞は毛包上皮の幹細胞としての性質を持っていることになる．

　ところが，けがをして表皮がなくなると毛にはならずに，表皮の方向すなわち皮膚の表面に向かって移動して，表皮細胞に分化することが知られている．けがという非常事態に際しては，毛より表皮の再生を優先し，表皮の再生が終わるとまた毛の細胞に分化するようになる．このように組織幹細胞の分化能力は，そのときの状況に合わせてフレキシブルな対応がとれることを示している．

3.2　組織幹細胞とは

3.2.1　組織幹細胞の定義

　それでは各組織の頂点に立つ組織幹細胞とはいったいどんな細胞であろうか．各組織に組織幹細胞が存在することは自明なように思われる．しかし実際にどこに存在するかを証明し，単離することは容易ではない．その理由は組織幹細胞を特定できる単一の幹細胞マーカーがみつかっていないことによる．

　たとえば，造血幹細胞を複数の細胞表面マーカーに対する抗体を使用して単離しようとするときに，条件を満たした細胞集団がすべて同一であるという保証はない．また数は非常に少ないとされる組織幹細胞を採取するのも大変なのに，どのように培養して数を増やし，その持つ能力を検証するかという技術的な問題に突き当たる．

　組織幹細胞ではES細胞のように無限に増殖させられる培養方法が確立していない．したがって，研究者の間で異なる方法で採取した細胞が同一といえるのかどうかわからず，追試実験でも再現することが困難な場合がしばしばみられる．それゆえその存在自体は認めつつも，「この細胞が組織幹細胞である」というコンセンサスがなかなか得られないのが実情である．

組織幹細胞のなかでは造血幹細胞の研究が最も進んでいるが、第5章で取り上げられるので、本章では深くは触れない。ここでは幹細胞研究の歴史を顧みながら、幹細胞の一般的な性質について言及し、組織幹細胞の捉え方がどのように変遷してきたかについて紹介したい。また各論として表皮幹細胞、腸の組織幹細胞、間葉系幹細胞をとりあげる。

一般に、幹細胞は細胞分裂して自己複製するという「**自己複製能**（self-renewal）」と「**多能性**（multipotency）」を持つことで定義される[1]。ただし自己複製能自体は幹細胞に限らず、活性化されたT細胞やB細胞においてもみられる。また組織幹細胞は"その属する組織のすべての細胞"を供給する能力を備えており、本章ではこれを"多能性"と呼ぶ。表皮の細胞のように1種類の角化細胞しか産生しない場合は単能性（unipotency）と呼ぶこともあるが、研究者によっては単能性の細胞を幹細胞とは認めず、前駆細胞と呼ぶべきであるとの意見もある。また"その属する組織のすべての細胞"という表現は、造血幹細胞や神経幹細胞の場合は当てはまるが、実質臓器の場合は当てはまらないことがある。

たとえば皮膚組織の場合は表皮と真皮から成り立っており、上皮系の角化細胞と間葉系の線維芽細胞を一つの幹細胞から供給するようなシステムにはなっていない。最近、皮膚のなかにES細胞に匹敵するような3胚葉系のすべての細胞に分化できる能力を持った未分化細胞の存在が報告されたが[2]、生体内でその細胞から表皮と真皮の細胞が常時供給されているというデータは得られていない。したがって**表皮幹細胞**（epidermal stem cell）は存在しても、「皮膚幹細胞」とはいえず、表皮と真皮は別々のシステムで維持されていると考えられている。

ただし、毛に関しては上皮系の毛包細胞と間葉系の毛乳頭細胞がペアとなり、由来の異なる細胞が相互作用を及ぼしあいながら毛の形成と維持をしている。毛はマウスでは約4週間で生え変わるが（ヒトでは2〜6年）、毛が伸びる時期（生長期）、伸びが止まって抜ける準備をする時期（退縮期、休止期）を経て、同じ場所で新しい毛が生える。すなわち毛は生長期、退縮期、休止期を繰り返すことから、周期性を持った幹細胞システムを有しているといえる。つまり細胞増殖が必要な時期と必要でない時期が明確で、幹細胞の増殖のスイッチのonとoffがはっきりしていることが特徴である。

3.2.2　自己複製能

さて幹細胞の重要な性質としてあげられる自己複製能については，幹細胞が細胞分裂して2個の細胞になるときに同じ幹細胞が2個できる場合と1個の幹細胞と1個の娘細胞になる場合が想定される．前者を**対称分裂**（symmetrical division）といい，後者を**非対称分裂**（asymmetrical division）というが，見た目でどちらか判断することはできない．

幹細胞が対称分裂するとどんどん幹細胞の数が増えてしまうので，恒常性の維持という観点からは不都合で，通常の状態では起こりえない．しかし発生段階の初期や，創傷など何らかのダメージを受けて幹細胞が減少したときには幹細胞を増加させる必要があるので，対称分裂が起こると考えられている．したがって通常の状態では，幹細胞は非対称分裂をしていると考えられている．

そのメカニズムとして細胞分裂時に細胞質が非対称的に分配される結果，片方の細胞が幹細胞の維持に必要な因子を受け取り，もう片方は分化する方向にすすむという考え方がある．また非対称分裂には分裂する方向が鍵を握っていて，幹細胞を維持する微小環境（**ニッチ**，niche）に接する細胞とニッチから離れる細胞が生み出されることにより運命が決まる可能性も示唆されている．

たとえば表皮のように細胞が重層化する場合は細胞が上下方向に分裂すると，基底膜に接している下の細胞が幹細胞の性質を保ち，基底膜を離れた細胞に分化スイッチが入るとされている．細胞が水平方向に分裂する場合は両者とも基底膜に接しているので，差は生じないことになる．

この場合の別の考え方として細胞自体は対称に分裂するけれども，分裂後にそれぞれの細胞の運命は確率論的に決まるというものがある．やはり周りの微小環境が重要とされ，さまざまな液性因子や接着因子の影響を受けながら，どちらの細胞が幹細胞にとどまるかは偶然性によって決定され，幹細胞プールの維持がなされていると考えられている．皮膚は常時傷を受ける危険にさらされているので，幹細胞が決まった場所に存在するよりは，ランダムに散らばっているほうが合理的なように思われる．

以上より，組織幹細胞は細胞の数を増やさなければいけない状況では対称分裂を行い，数を維持すればよい状況では非対称分裂を行い，状況に合わせて対称分裂と非対称分裂を使い分けていると考えられている．残念ながら組織幹細胞がど

のように対称分裂と非対称分裂をコントロールしているのかについてはまだよくわかっていない．また幹細胞をとりまく微小環境は非常に重要であるが，造血幹細胞以外ではまだわからない点が多い．

3.2.3　多能性と可塑性について

　ES 細胞と iPS 細胞は未分化状態の維持に重要な転写因子群がネットワークを形成しながら発現していると考えられており，Oct3/4, Sox2, Nanog の発現を確認することで未分化状態と定義される[3]．一方で「この因子があれば組織幹細胞である」といえるような組織幹細胞を規定する共通の因子はまだ知られていない．単に同定されていないだけなのか，そもそも組織幹細胞を規定する共通の因子が存在するのかについて結論は出ていない．組織幹細胞はそれぞれ組織特異性を持つことから，共通のコアネットワークを持っているとは限らず，別々の制御機構を有している可能性のほうが高いように思われる．

　生体内でみられる多能性とは，造血幹細胞から赤血球やリンパ球が産生されるようなあくまで生理的な条件で起こる現象を指しているのに対して，in vitro の培養条件下でみられる多能性は，人工的な環境でおこる特殊な現象をみている．したがって同じ「多能性」という言葉が使われていても，細胞生物学的には両者の意味するところが違うことを認識しておく必要がある．

　これまで造血幹細胞の移植実験を除けば，生体内での多能性を証明することは難しかったので，in vitro での培養細胞の「多能性」が主に検討されてきた．しかし実験手法の進歩により，動物実験で生体内での組織幹細胞からの細胞系譜の追跡が可能になったので，最近は生体内での多能性が論じられる機会が増えてきた．したがって実験結果の解釈をするときに，「多能性」という言葉がどちらの現象を指しているのかを常に意識したほうがよいと思われる．

　また前述したように幹細胞と前駆細胞は概念としては区別できても，実際には見た目で容易に区別できないことから，論文では stem cell/progenitor cell とあえて併記して，特に区別しないで用いる場合もしばしば見受けられる．

　さらに細胞が周りの環境に合わせて細胞の性質を変えることを「多能性」といわずに，細胞の「**可塑性**（plasticity）」と表現されることもある．以前より，細胞は培養などの実験的に与えられるストレスを受けると性質を変えることが示唆

されている.また,移植という操作によって通常では幹細胞として振る舞わない細胞が,ニッチに入ることによって幹細胞のような機能を発揮することもありうるのではないかと考えられるようになってきた.したがって「多能性」と「可塑性」を厳密に区別することも難しい場合がある.

3.3 組織幹細胞の性質

3.3.1 幹細胞と細胞周期

組織幹細胞が長期間生存するためには,なるべく分裂による消耗を防ぎ,DNA複製時のエラーを最小限にする必要がある.そこで一般論として,組織幹細胞は頻繁に分裂しないことが望ましいと考えられており,実際に造血幹細胞では休止期にあることが証明されている[4]).

しかしショウジョウバエの生殖細胞は活発に分裂しているし,ES 細胞も増殖し続けているが,消耗して分裂が止まることはない.さらに消化管の組織幹細胞も増殖し続けており,組織幹細胞のすべてが必ずしも休止期にあるとは限らない.また,同じ組織内の近くに休止期と活発に細胞周期が回っている組織幹細胞両者が存在していることも報告されている.

歴史的にみると,細胞表面マーカーの解析が十分にできなかった 1980 年代,頻繁に分裂しない細胞を幹細胞のターゲットにした時期があり,それには細胞周期の研究が役立った.細胞周期の核酸合成期(S 期)にチミジンなどの放射性同位元素や BrdU などの核酸類似体が取り込まれることを利用して細胞を標識することができる.活発に分裂している細胞は短時間の標識物の投与で効率よく標識され,その後標識物の投与を中止すると,細胞分裂ごとに標識は薄まっていく.長期間経過後はほとんど分裂しなかった細胞のみが標識を保持しており,**標識保持細胞**(label retaining cell)と呼ばれる.

実際にマウスの皮膚の細胞を出生直後に標識して 3 カ月後に観察すると,表皮には標識保持細胞が検出されなかったが,毛包の**バルジ**(bulge)**領域**に標識保持細胞が存在することが示された[5]).この結果から毛包バルジ領域にはゆっくり分裂する細胞が存在して,皮膚の幹細胞ではないかと考えられるようになった.

ただ標識時には分裂したものの,すぐに最終分化して分裂しなくなった場合でも,細胞の寿命が長ければ検出されるので,必ずしも幹細胞イコール label retaining cell とはいえない.

この方法により,ゆっくり分裂している細胞がどこにいるかという情報は得られるが,標識時に幹細胞が分裂してくれないと標識されないという重大な欠点がある.また標識細胞の検出には組織を固定する必要があるので,生きた細胞を検出できずにその後の経過を追えないという問題もある.

これらの欠点を補うべく別の方法として,クロマチンを標識する方法が考案された.ヒストン H2B に緑色蛍光蛋白質（green fluorescent protein：GFP）を結合させて発現するようにするとフローサイトメトリーを用いた FACS（fluorescence-activated cell sorting）解析ができるようになり,標識の保持と細胞の可視化が可能となった.

3.3.2 幹細胞のタフな性質

組織幹細胞の性質として「ゆっくり分裂している」というのは必ずしも,すべての組織幹細胞に当てはまるわけではないが,他に共通する性質はないのであろうか.周りからの有害な刺激に対する抵抗力が弱ければ,とても長期間増殖能力を維持しながら生きのびることは難しいので,科学的な表現ではないが,幹細胞は「タフ」でなくてはならないという考え方がある.幹細胞の「タフ」さは物理的,化学的ストレスに対する抵抗性あるいは安定性と言い換えられる.

実際に,表皮においては基底膜との接着力が強い細胞が幹細胞ではないかと考えられた時期がある.少し外力が加わっただけで,細胞がはがれてしまうようではとても長期に生存することは無理である.具体的にいえば,**接着因子**（adhesion molecule）である $\beta 1$ インテグリンや $\alpha 6$ インテグリンを強く発現している角化細胞は接着力が強いだけでなく, *in vitro* で増殖力が強いことが示された.

さらに最近,トリプシンという蛋白質分解酵素に対して何時間も耐えられる細胞が骨髄や皮膚に存在することが報告され,かつそれらは非常に未分化な細胞であることが示された[2].

また有害な物質がいったん細胞内に入っても,その物質を細胞外に排出する能力が高ければ,受けるダメージを減らすことができる.実際にヘキスト（Hoechst

33342という色素を細胞に投与してみると，その排出能力の高い細胞が存在することが証明され，**SP細胞**（side population cell）と名づけられた．

ヘキスト33342という色素は生きた細胞に取り込まれてDNAと結合することが知られており，紫外線（UV）レーザーを当てるとDNAとともに核に集積した本色素が蛍光を発する．骨髄の細胞にこの色素をいったん取り込ませたのち，UVレーザーを当てると大多数の細胞は蛍光を発したが，蛍光を発しない細胞が少数存在していることがフローサイトメーターを用いた解析で判明した．蛍光を発しない細胞は色素排出能の高い細胞ということができ，さらに造血幹細胞を含む非常に未分化な細胞集団であることが示された[6]．

この色素排出能は，薬剤耐性に関する細胞表面に存在するチャンネル蛋白質（ABCトランスポーター）と関係が深いことが明らかにされている．また，ベラパミルやレセルピンなどのカルシウムチャンネル阻害剤で色素排出能をブロックすることができ，これらの薬剤を添加することによって確かにSP細胞分画は消失する（図3.2）．

その後，骨髄以外の多くの組織でもSP細胞の存在が確認され，皮膚において

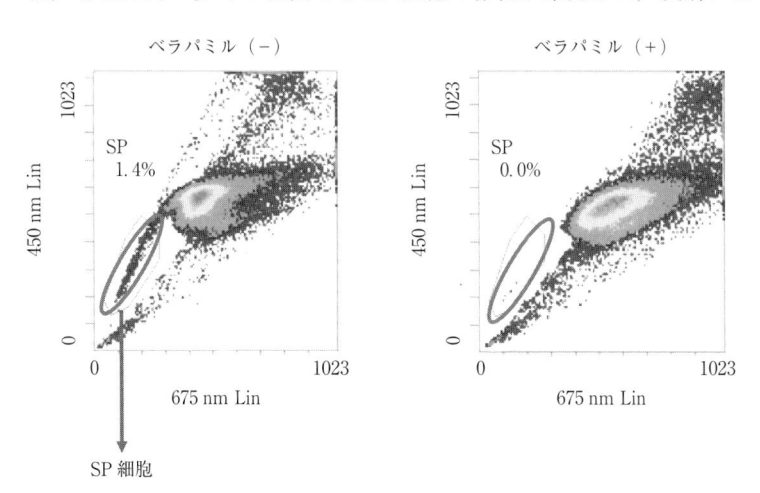

図3.2 SP細胞（文献7より引用）
細胞にヘキスト33342という色素を加えて，紫外線を照射するとほとんどの細胞は2種類の蛍光（450 nmと675 nm）を発する．一部の細胞は色素を排出して蛍光を発しないので，左図の太線で囲まれた部分の細胞がSP細胞と呼ばれる．右図においてカルシウムチャンネル阻害剤のベラパミルを投与すると，色素が排出できなくなるので，SP細胞分画は消失する．

も存在することが確認されている．筆者らのマウスでの検討によれば，新生児期の表皮にはSP細胞が約10％程度も存在するのに，1カ月後には急速に減少して0.1％程度になってしまい，そのまま一生涯割合は変わらないことを報告した[7]．

一方で癌細胞がSP細胞と同じような性質を持っていると，化学療法をしても抗癌剤が細胞内から排出されてしまい，治療効果が期待できなくなってしまうため，臨床的に問題となる．

3.3.3 幹細胞の増殖能

単離した細胞が幹細胞であることを立証するには，高度な増殖能力を示す必要がある．増殖能を調べるためには細胞を培養しなければならない．1個の細胞から増殖させることを**クローナル増殖**（clonal growth）という．

1980年代後半に表皮の角化細胞の培養法が確立したことにより，細胞の増殖パターンに違いがあることが示され，非常に増殖能力が高い細胞と数回の分裂能力しかないもの，まったく分裂しない細胞に分類された．当時は非常に増殖能力が高い細胞が表皮幹細胞であり，限られた分裂能力を持つ細胞が前駆細胞で，分裂しない細胞が最終分化細胞であると提唱された[8]．

表皮の幹細胞は表皮の基底層に存在し，角化細胞になるだけなので，増殖能力のみが重要な因子と考えられ，多能性に関してはあまり問題にされてこなかった．

ここで問題となるのは幹細胞が生理的な環境から離されると性質が変わってしまうのではないかということである．*in vivo* と *in vitro* ではまったく環境が異なるので，細胞が同様な振る舞いをするという保証はない．まして ES 細胞に使用される培養液が組織幹細胞にとって適しているとは限らず，個々の組織幹細胞にとって何が最適な培養液かをみつけるには，試行錯誤を繰り返して改善を続けていくしか方法はない．したがって培養条件について誰も正解は持ち合わせていない．

通常，細胞は培養により酸化ストレスなどを受けるので，増殖能力は低下すると考えられており，いまだに十分に培養ができない幹細胞もある．一方で培養細胞が過酷な状況におかれることで，エピジェネティックな状態がリセットされて，細胞はより未分化状態になりうるのではないかという意見もある．複数のグループが骨髄や皮膚から ES 細胞様の分化能力を持った細胞を単離したという報告を

しているが，すべて培養して細胞数を増やしたのちに分化実験や移植実験を行って多能性を証明しているので，どの程度培養による修飾が加わったのかが問題とされている．

骨髄以外の組織幹細胞におけるクローナル増殖をみた報告として，神経（neurospheres），膵臓（pancreatospheres），乳腺（mammmospheres），前立腺（prostaspheres），気管（tracheospheres）などの幹細胞塊形成があげられる．

3.3.4 幹細胞の移植実験

幹細胞の能力を証明する最も確実な方法は，幹細胞をレシピエントマウスに移植することである．これは歴史的に「ゴールドスタンダード」とされてきた．このアッセイで幹細胞の候補である細胞が長期間生着するか（自己複製能）と，組織中のすべての細胞を産生することができるか（多能性）を直接確かめることができる．

骨髄の幹細胞が最初に研究され，1957年には臨床的に骨髄移植が行われた．その後，前駆細胞が濃縮され，洗練された限界希釈法による実験によって造血幹細胞のヒエラルキーを明らかにすることができた．大沢らは，マウスにおいて造血幹細胞1個を移植して造血組織を再構築することに成功した[9]．

他の組織幹細胞においても，幹細胞候補をみつけるために移植実験が行われている．たとえば筋肉が障害されるとサテライト細胞（筋衛星細胞）の活性化によって，強い筋組織の再生反応が惹起されることが以前より知られていた．サテライト細胞は筋線維の近傍に存在して，あたかも衛星のごとくみえることから名づけられたと考えられるが，通常ではサテライト細胞は休止状態にあって特に活動していない．しかし創傷時などのいざというときに盛んに分裂増殖をすることから，リザーブの役目を果たすと考えられてきた．

一方でサテライト細胞の自己複製能と多能性が示されたのは比較的最近の話であり，1個のサテライト細胞が新しい筋線維を作り出すことも報告されたが，いまだにすべてのサテライト細胞が同じ幹細胞機能を有するかについては議論のあるところである．

乳腺組織においては1個の細胞が完全な乳腺組織を形成することが示されたので，幹細胞の存在は証明されている[10]．1個の細胞が一つの組織を再構築するこ

とは，発生段階のときと同じ能力を保持しているという確かな証拠となる．一方で，その細胞が単離される前の生理的な環境下で検討されたならば，同じ能力が観察されたであろうかという疑問も呈されている．

3.4 表皮幹細胞

表皮の幹細胞は，表皮の基底層に存在していると長らく考えられていた．しかし，2001年に大島らによって毛包バルジ領域の細胞が表皮にも毛にも脂腺にもなりうることが示されて，「多能性」を持つ表皮幹細胞の存在が報告された[11]．ちなみにバルジ領域とは脂腺の下部に位置し，立毛筋が付着する部位とされ，少し膨らんだ場所を指す（図3.3）．

これで毛包バルジ領域に存在する表皮幹細胞を頂点とする皮膚の幹細胞システムが明らかにされたように思われた．なぜならこの"バルジ幹細胞説"は，植皮手術の際に浅い皮膚を採取したのち，採皮部は毛穴から表皮の再生が始まるという臨床的所見をよく説明できたからである．しかし一方で，毛のない手掌や足底の表皮にはバルジ領域は存在しないので，"バルジ幹細胞説"ではうまく説明できず，永久脱毛患者でも頭皮はまったく正常なことから，表皮には独自の幹細胞

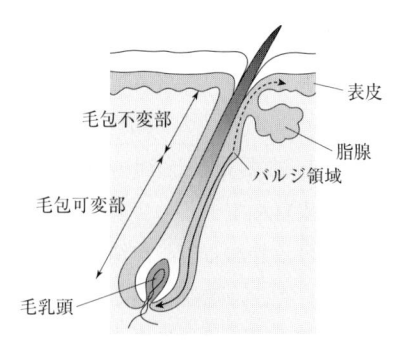

図3.3 表皮幹細胞（文献12より改変）
表皮と毛や脂腺の上皮は連続している．脂腺の下部に位置し，立毛筋が付着する少し膨らんだ部位をバルジ領域という．バルジ領域の細胞は表皮にも脂腺にも毛にも分化することが示されたが，通常は主に毛の細胞を供給している．

システムがあるのではないかという根強い批判もあった.

2005年に伊藤らは毛包バルジ領域由来の細胞だけがLac-Zを発現するように工夫したマウスを用いて,皮膚潰瘍を作成して,その後の細胞の動態を追跡した.皮膚潰瘍が上皮化する際に,確かにバルジ領域から表皮に向けて細胞が移動し,供給されることが示されたが,あくまで一過性のできごとであり,長期にわたって表皮にバルジ由来の細胞がとどまることはないと報告した[13].

これまでマウスやヒトでは胎生期に毛包形成の基礎ができるために,毛包の数は決まってしまい,毛包内で毛は周期的に生え変わるけれども,生後新しい毛包は形成されないと考えられてきた.実際にけがで毛包が傷つけられるとその部分は瘢痕組織になって脱毛してしまう.ところがマウスに深くて大きな皮膚潰瘍を作り,完全に毛包を取り除いても,上皮化したあとで傷の中央部に発毛することが報告された[14].このことは生後でも場合によっては毛包新生がおこることを示唆しており,胎生期に近い環境が一時的に再現されたのではないかと考えられる.最近では毛包の細胞1個から増殖させたクローン細胞が移植後に多能性を持つことも報告された.

皮膚の幹細胞の移植実験において毛包バルジ領域の細胞は毛包,脂腺,表皮を形成する能力を持つが,in vivo の正常の状態ではバルジ領域の細胞の大多数は毛包を形成し,ごくまれに脂腺と表皮を形成した.最近小腸や大腸の粘膜上皮に発現する幹細胞マーカーとして Lgr5 (leucine-rich repeat-containing G protein coupled receptor 5) および Lgr6 (同 6) が報告されたが,毛包上皮にも両者が別々の場所に発現していることが判明した.定常状態ではバルジ近傍の Lgr5 陽性細胞がほとんど毛包を形成し,バルジ領域よりも上方に位置する Lgr6 陽性細胞は脂腺と表皮を形成した.しかしこれらの細胞は,移植するとすべての皮膚の構成要素を作り出すことができたのである[15].

以上のことから,皮膚における異なる細胞集団が移植によってすべての表皮を構成する細胞を産生できるが,正常な状態にあるときは,それらの細胞の多能性はより制限されていると考えられる.言い換えると,皮膚の組織幹細胞はいざというときには幅広い能力を発揮するが,普段は本来の能力を温存しているようである.

3.5 腸の組織幹細胞

　in vivo で幹細胞の多能性を検証するために，**生体内で細胞系譜を追跡**するという方法（*in vivo* lineage tracing）は非常に有効な手段である．組織幹細胞に特異的に発現している遺伝子がわかれば，その遺伝子をマーキングすることで分裂後の娘細胞を追跡することが可能になる．組織特異的な遺伝子のプロモーターに蛍光色素などを結合させることによって，可視化することも可能で，すでに幹細胞の同定や自己複製機能の解析に使われている．異なる遺伝的背景を持った造血幹細胞を混ぜて移植し，どのように幹細胞が分化細胞に寄与するかを調べることもある．

　分子生物学的手法を駆使しながら，遺伝子改変マウスを掛け合わせると細胞のある遺伝子座から二つの異なる蛋白質を発現させることができる．たとえば幹細胞候補となる細胞に Cre recombinase という酵素と蛍光色素を特定の時期に発現させることによって，当該細胞から生じるすべての細胞を可視化して細胞系譜の追跡を開始することができるようになった．

　毛のところで紹介した遺伝子 *Lgr5* は，もともと胃や小腸，大腸において発現が認められ，*Lgr5* 陽性細胞が腸の幹細胞としての性質を持つことが示された．小腸の陰窩の基底部に存在する**円柱細胞**（crypt base columnar cell：CBC 細胞）は *Lgr5* 陽性であり，すべての細胞に分化することを追跡できた[16]．しかし，いわゆる +4 細胞と呼ばれる，CBC 細胞より上方の細胞が標識保持細胞であることが判明しており，*Lgr5* 陽性の CBC 細胞と同じ細胞動態を示すことから幹細胞として物議をかもすことになった．さらなる検討により，両者に Bmi1 の発現がみられることから，両者はほとんど同一の性質を保持している可能性が示唆された（図 3.4）．

　さらに進歩した手法として「多色 Cre レポーター」の作成があげられ，オリジナルの「虹色マウス」は 90 色まで神経細胞を色分けできるようにデザインされたということである．この手法を使うと同じニッチに存在する複数の幹細胞の振る舞いを個々に記録することができる．これを用いて消化管の幹細胞の運命は確率によって決まることがわかった．*Lgr5* 陽性の幹細胞は対称分裂によって毎

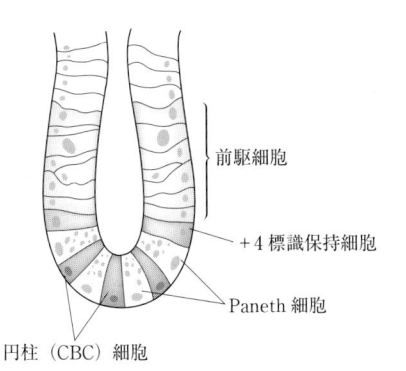

図 3.4 小腸陰窩の幹細胞（文献 12 より改変）
小腸の陰窩の基底部から 4 番目の位置にゆっくり分裂する細胞が存在し，基底部に存在する円柱細胞とともに幹細胞と考えられている．Paneth 細胞がニッチを形成し，Paneth 細胞と接する細胞が幹細胞にとどまると考えられている．

日 2 倍になるが，どちらがニッチにとどまるかは純粋な競合によるとされている．また Paneth 細胞が $Lgr5$ 陽性の幹細胞のニッチを構成することもわかった[17]．Paneth 細胞に接することができた細胞は幹細胞となってとどまり，たまたま接触できなかった細胞は分化すると考えられている（図 3.4）．

細胞系譜の追跡は生理学的な環境下では本当の幹細胞をみていることになるが，培養したり移植したりすると幹細胞の「潜在能力」に焦点を当てることになるのではないかという見方も[18] 説得力がある．

3.6　間葉系幹細胞

　もともと骨髄中に見いだされた間葉系幹細胞（mesenchymal stem cell または multipotent stromal cell：MSC）は，現在では多くの臓器の結合組織中にも存在すると考えられている．また間葉系幹細胞の「可塑性」についての多くの報告がなされている．特に骨髄移植を受けた患者のさまざまな臓器にドナー由来の細胞が多数検出されたことから，造血幹細胞や MSC の可塑性は注目されてきた．研究者の間で MSC の捉え方がさまざまで，混乱がみられるようになったため，国際細胞療法学会（ISCT）は MSC を以下のように定義した[19]．

① プラスチックに接着性を持つ．

② 表面マーカーはCD14⁻またはCD11b⁻，CD19⁻またはCD79α⁻，CD34⁻，CD45⁻，HLA-DR⁻，CD73⁺，CD90⁺，CD105⁺

③ 軟骨細胞，骨芽細胞，脂肪細胞へ分化できる．

以上のようにMSCが定義されても，実際には筋細胞，心筋細胞，神経細胞などより幅広い細胞に分化できることが報告されている[20]．またMSCから分泌される生理活性物質としては

① アポトーシスを抑制し，損傷部位を限定する

② 線維化や瘢痕化を抑制する

③ 血管新生を促進する

④ 組織幹細胞を活性化して増殖刺激を与える

ことが報告されている．また注入されたMSCは免疫調整作用を有する物質を産生し，T細胞の活性化や慢性炎症反応を抑えるという報告もある．

　脂肪組織にも骨髄と同様に間葉系幹細胞が存在すると報告された[21]．脂肪組織に酵素処理を施し，成熟脂肪細胞を遠心分離して除いた残りの部分であるSVF（stromal vascular fraction）にはもともと脂肪前駆細胞が存在することが知られていた．その後，血管内皮前駆細胞をはじめ，表面マーカーの発現が異なる複数の幹細胞集団が含まれることが報告された．そのなかには間葉系幹細胞以外にCD34⁺，CD45⁺，CD117⁺の細胞が約1％存在し，骨髄の造血幹細胞と同様な細胞の存在も示唆されており，骨髄以外の造血幹細胞のプールではないかとの説もでている．

　周皮細胞（pericyte）はこれまで血管の外皮または血管周囲に存在して，血管の収縮や維持に関係していると考えられてきた．最近ではMSCとpericyteが密接に関係しているという報告が相次いでいる．すなわちMSCは血管周囲に存在してpericyteのマーカーを発現していて，少なくとも成熟したpericyteや血管平滑筋はMSCの子孫ではないかと考えられるようになった．またMSCは通常はpericyteとして振る舞うが，損傷を受けると免疫調節能やサイトカインを産生するようになると報告された[22]．これまでpericyteの特異的なマーカーが存在しなかったが，neuron-glia antigen 2（NG2）は小動脈周囲に存在するpericyteに発現していることが示され，神経堤（neural crest）由来とそうでな

い pericyte を区別できる可能性が示唆されている．

　組織幹細胞は「自己複製能」と「多能性」を持つことで定義され，各組織において前駆細胞を生み出すとされているが，前駆細胞とはっきり区別するのが難しいことがある．また組織幹細胞は定常状態と創傷時などの非常事態とでは対称分裂と非対称分裂を使い分けて振る舞いが異なる可能性がある．さらに幹細胞をニッチから切り離して，培養したのちに移植すると，培養という操作によって性質が変わる可能性が指摘されている．「生体内での多能性」と「in vitro での多能性あるいは可塑性」とは区別する必要がある．動物実験で in vivo での細胞系譜の追跡実験が可能になり，これまで in vitro でしか多能性の証明ができなかったことが，in vivo でもできるようになった．幹細胞の維持や制御については微小環境のニッチが重要であるが，ニッチについては不明な点が多く，これからの研究の発展が期待される．　　　　　　　　　　　　　　　〔大河内仁志〕

文　献

1) Potten CS, Loeffler M：Stem cells：attributes, cycles, spirals, pitfalls and uncertainties. Lessons for and from the crypt. Development 110：1001-1020, 1990
2) Kuroda Y, et al：Unique multipotent cells in adult human mesenchymal cell populations. Proc Natl Acad Sci USA 107：8639-43, 2010
3) Jaenisch R, Young R：Stem cells, the molecular circuitry of pluripotency and nuclear reprogramming. Cell 132：567-582, 2008
4) Arai F, Suda T：Maintenance of quiescent hematopoietic stem cells in the osteoblastic niche. Ann NY Acad Sci 1106：41-53, 2007
5) Cotsarelis G, et al：Label-retaining cells reside in the bulge area of pilosebaceous unit：implications for follicular stem cells, hair cycle, and skin carcinogenesis. Cell 61：1329-1337, 1990
6) Goodell MA, et al：Isolation and functional properties of murine hematopoietic stem cells that are replicating in vivo. J Exp Med 183：1797-806, 1996
7) Yano S, et al：Characterization and localization of side population cells in mouse skin. Stem Cells 23：834-841, 2005
8) Barrandon Y, Green H：Three clonal types of keratinocyte with different capacities for multiplication. Proc Natl Acad Sci USA 84：2302-2306, 1987
9) Osawa M, et al：Long-term lymphohematopoietic reconstitution by a single CD34-low/negative hematopoietic stem cell. Science 273：242-245, 1996
10) Shackleton M, et al：Generation of a functional mammary gland from a single stem cell. Nature 439：84-88, 2006
11) Oshima H, et al：Morphogenesis and renewal of hair follicles from adult multipotent

stem cells. Cell 104 : 233-245, 2001
12) Li L, Clevers H : Coexistence of quiescent and active adult stem cells in mammals. Science 327 : 542-545, 2010
13) Ito M, et al : Stem cells in the hair follicle bulge contribute to wound repair but not to homeostasis of the epidermis. Nat Med 11 : 1351-1354, 2005
14) Ito M, et al : Wnt-dependent de novo hair follicle regeneration in adult mouse skin after wounding. Nature 447 : 316-320, 2007
15) Snippert HJ, et al : Lgr6 marks stem cells in the hair follicle that generate all cell lineages of the skin. Science 327 : 1385-1389, 2010
16) Barker N, et al : Identification of stem cells in small intestine and colon by marker gene Lgr5. Nature 449 : 1003-1007, 2007
17) Sato T, et al : Paneth cells constitute the niche for Lgr5 stem cells in intestinal crypts. Nature 469 : 415-8, 2011
18) Snippert HJ, Clevers H : Tracking adult stem cells. EMBO Rep 12 : 113-122, 2011
19) Dominici M, et al : Minimal criteria for defining multipotent mesenchymal stromal cells. The International Society for Cellular Therapy position statement. Cytotherapy 8 : 315-317, 2006
20) Lazennec G, Jorgensen C : Concise review : adult multipotent stromal cells and cancer : risk or benefit? Stem Cells 26 : 1387-1394, 2008
21) Zuk PA, et al : Multilineage cells from human adipose tissue : implications for cell-based therapies. Tissue Eng 7 : 211-228, 2001
22) Caplan A : Why are MSCs therapeutic? New data : new insight. J Pathol 217 : 318-324, 2009

4 人工多能性幹細胞

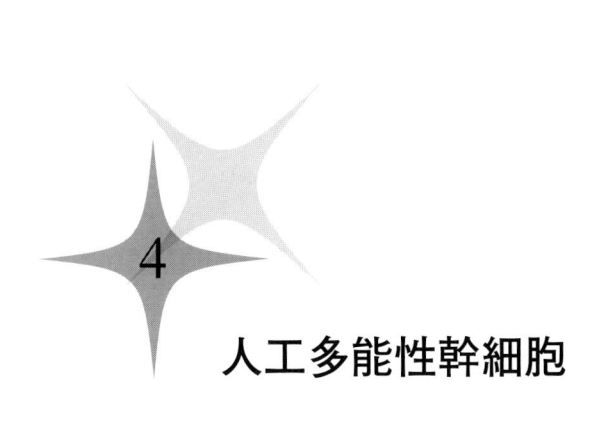

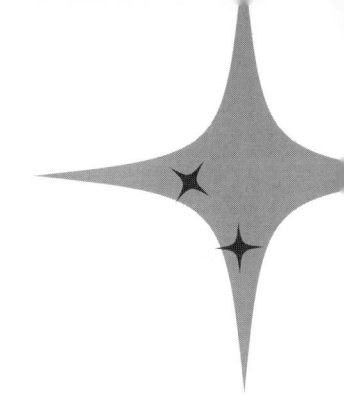

　1981年に胚盤胞期のマウス受精卵から**胚性幹細胞**（embryonic stem cell：**ES 細胞**）が樹立され，今日までに遺伝子改変動物作製ツールのスタンダードとして活躍している[1,2]．ES 細胞が重宝される背景には，ES 細胞の有する二つの大きな特徴がある．

　一つ目は分化多能性と呼ばれる能力であり，もともと受精卵に由来する幹細胞として個体を形成するあらゆる細胞種へと分化する能力を試験管内において保持している．この能力は ES 細胞を再び胚盤胞内に戻すことで，ES 細胞が個体発生に寄与すること，またこうして作製されたキメラ動物の生殖細胞を通して子孫に遺伝情報が受け継がれることで実証されている．一方で ES 細胞自身から個体が発生することはなく，単独で個体になりうる受精卵が持つ**分化全能性**（totipotency）と ES 細胞の持つ**分化多能性**（pluripotency）は明確に区別される．

　二つ目の能力として，安定した状態で試験管内において自己複製できることがあげられる．試験管内で増殖し続けることができる細胞は神経幹細胞や精子幹細胞といった一部の幹細胞と形質転換した癌細胞に限られる．ES 細胞は癌細胞と同様に試験管内で自己増殖できるが，この性質が特徴的な染色体異常によるものではないことは，これまでに作製された多くの遺伝子改変動物が物語っている．この分化多能性と高い増殖能を併せ持つ ES 細胞が再生移植医療のソースとして注目されるのはごく自然な流れである．しかし一方で，マウスを治療したいと考える医者はそれほど多くない．実際に応用研究の起爆剤となったのは 1998 年のヒト ES 細胞樹立の報告である[3]．

　ヒト ES 細胞もまた胚盤胞期の受精卵から樹立されている．性質は齧歯類の ES 細胞と比較して，増殖因子の要求性など異なる部分が散見される．一方で，先行して樹立されたカニクイザルの ES 細胞とは非常によく似た性質を有してい

た[4]．この一報をきっかけとして，ES細胞を利用した再生医療の実現に向けた機運が高まった．マウスES細胞を用いた発生学的研究の知見から，ヒトES細胞の分化誘導法が次々と開発，改良されてきた．しかし一方で，こうした研究が進めば進むほどES細胞が抱えるジレンマが浮き彫りになってきたのである．

ヒトES細胞は前述のとおり，ヒト受精卵から作製される．言葉を換えれば，「受精卵を破壊して作製される」とも表現できる．つまり新規にES細胞を樹立しようとすれば必ず生命の萌芽である受精卵を犠牲にする必要がある．世界的に多くの場合，不妊治療で発生した**余剰胚**が用いられ，日本国内において樹立されたES細胞株はすべて余剰胚に由来する．患者を救うために受精卵を利用することが正しいのか否かについては明確な答えはなく，個人の思想，地域，宗教観などによって大きく変わりうる．

また，ヒトES細胞を移植用細胞の材料と考えた場合，免疫拒絶反応は避けては通れない大きな問題である．受精卵を起源とするES細胞とまったく同じ遺伝情報を有する人間はこの世に存在しない．一卵性双生児のみが可能性として考えられるが，現実問題として対象が狭すぎる．つまり，ES細胞から作製した移植用細胞はすべての患者にとって他人由来の細胞であり，理論上移植後に拒絶反応が起こる．ES細胞由来の細胞が生涯にわたって生着することを目指す治療において，免疫抑制剤の使用はQOL（quality of life）の著しい低下を招く．この際に考慮すべきは**ヒト白血球型抗原**（human leukocyte antigen：HLA）である．HLAはヒト6番染色体の短腕に存在する主要組織適合遺伝子複合体（major histocompatibility complex：MHC）の遺伝子産物であり，A, B, CおよびDRといった4座の型の組合せで決定される．通常，父親由来と母親由来で同じ遺伝子座の型が異なるヘテロタイプの場合が圧倒的に多く，その組合せは数万通り以上とされている（たとえばA座がXとY, B座がMとN, C座がPとQ, DR座がVとWなど）．つまり，赤血球の型であるABOを合わせる輸血と比べて一致する確率が非常に低い．ごくまれに主要なHLAの遺伝子座がホモ（父親由来と母親由来が同じ型）である人が存在する（たとえばA座がXとX, B座がMとM, C座がPとP, DR座がVとVなど）．患者のHLAにおいて父親由来もしくは母親由来のどちらか一方でも一致していれば免疫拒絶反応は著しく低下するため，HLAホモのES細胞は比較的多くの患者を対象とすることができる．つま

り，上述のヘテロの例のヒトは上述のホモの例を受け入れることが可能なわけである．移植の場合は特に A, B, DR 座が一致することが重要とされており，中辻らの試算によると，75 種類の異なる組合せの HLA ホモ ES 細胞があれば，日本人の 80% が対象になりうるとされている[5]．つまり HLA ホモ ES 細胞株からなる細胞バンキングが再生医療の実現に有効であるという発想である．しかし，75 株の HLA ホモ ES 細胞を集めるのにいったいいくつの受精卵を使用すればできるのだろうか．仮に HLA の型を診断して，子供が HLA ホモとなりうる夫婦の協力を得られた場合，実際に HLA ホモの受精卵が発生する割合は 3 座ホモなら 1/64，4 座ホモなら 1/256 となる．一株の HLA ホモ ES 細胞を得るために理論上これだけの受精卵を必要とすることになり実現性は乏しい．ES 細胞の持つ大きな二つの課題，「受精卵の利用」と「拒絶反応」は無関係なようであって結局切り離せない関係にある．

4.1 ES 細胞の抱える問題点

　それでは克服困難な課題を抱える ES 細胞を用いた再生医療の実現は断念すべきなのであろうか．ES 細胞が生み出しうる新しい医療は非常に高い可能性を持っており，その結果恩恵を受けうる疾患患者数は計り知れない．特に，パーキンソン病，脊髄損傷，若年性糖尿病など，細胞を補充することで改善が見込まれる疾患，けがに対しては有用であると期待されている．「受精卵の利用」と「拒絶反応」を克服する方法を考えた場合，由来が受精卵ではなく，他人由来でもなければ解決しうるであろう．では，そのような条件を満たし，かつ分化多能性を有する細胞など存在するのであろうか．そのような観点からさまざまな研究が行われてきた．成体内に極微量存在する体性幹細胞が示す可塑性も期待されたが，試験管内で細胞を増やすことが困難である，またそもそも可塑性の少なくとも一部は細胞融合の結果であるという報告がなされたことなどから実現には至っていない[6,7]．もちろん特定の細胞種において，間葉系幹細胞などの体性幹細胞は有用な材料となりうる．しかし，実際には ES 細胞のような分化多能性を有し，試験管内で容易に安定して自己複製する細胞はみつかっていない．

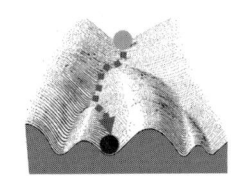

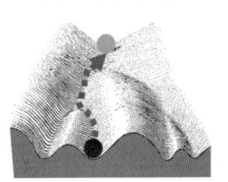

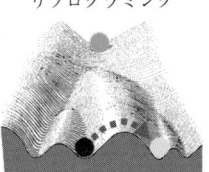

図 4.1 ワディントン説[9]

ワディントンは個体の発生を一つの大きな山に例え，細胞の分化を山頂から転がり落ちる球に見立てた．上流に位置する球が分化全能性を持つ受精卵または分化多能性を持つ ES 細胞のような未熟な状態を示している．正常な発生では，坂道を転がり落ち下流へと向かっていくことで運命が決定される．この一度運命が決定された球が坂道を登って未熟な状態へと戻るのがリプログラミングである．一方で，分化転換や近年報告されているダイレクトリプログラミングでは，上流に向かうことなく異なった運命の道に移動する．

ないのであれば作ればいいのである．ガードン（Gurdon JB）らはいまから半世紀以上も前に，オタマジャクシの体細胞の核を取り出し，脱核したカエルの卵に注入する実験を行った[8]．その結果，クローンカエルが誕生した．この革命的な研究が示したのは，一度分化した細胞の記憶が卵のなかで初期化され再び発生に寄与したということである．この発表の少し前にワディントン（Waddington CH）は生物の発生を山頂から転がり落ちる球に譬えて，決して自然に坂を上ることはない，つまり発生が逆戻りすることはないと唱えていた（図 4.1）[9]．確かに個体の発生は厳密にプログラムされた過程のなかで秩序立てて分化，形態形成が進んでいくため，このモデルは現在においても支持されている．しかし，ガードンらの成果は発生過程に人為的な操作を加えることで，強制的に坂道を登らせることができる可能性を示していた．その後，クローン羊ドリーの誕生でカエルだけでなく哺乳類でも同様の現象が起こることが示され，翌年にはマウスの卵丘細胞由来のクローンマウスも誕生した[10,11]．これらの成果により，何かしら体細胞の記憶を消去する活性が卵のなかに存在することが示唆された．また，多田らによりマウス ES 細胞とマウスのリンパ球由来 T 細胞を電気刺激により融合させる実験が行われた[12]．融合した 4 倍体の細胞を調べたところ，T 細胞由来のゲノムにおいて ES 細胞で特異的に発現する遺伝子の活性化がみられた．この結果は T 細胞の核は ES 細胞と融合されたことによって ES 細胞様のパターンにプログラムされなおされたことを示唆していた．同様の成果はヒト ES 細胞とヒト皮

膚由来線維芽細胞を融合させることによっても得られている[13]。以上をまとめると，卵やES細胞は一度分化した細胞の状態を未熟な状態へと逆戻りさせる活性を有すると考えられる．この現象は，核の記憶をリセットすることから「初期化」，または発生プログラムのやり直しを意味する「**リプログラミング**」と呼ばれている．以前から，より未熟な状態へと細胞が変化する現象は「脱分化」と呼ばれ，癌細胞などで観察されていた．リプログラミングは何らかの人為的な操作を加えることによって細胞の状態を変化させることを意味するキーワードである．

　リプログラミングによって消去される体細胞の記憶，または多能性細胞型のプログラムとは遺伝的なものではなく後天的（エピジェネティック）な修飾であると考えられる．エピジェネティック修飾とは主にゲノムDNA上に存在するCGという配列のCがメチル化される現象や，ヒストンテールにある特定の残基に対する修飾があげられる．これらの修飾は細胞種が異なればそのパターンも異なり，遺伝子発現制御において重要な役割を担っている．つまりエピジェネティック修飾のパターンを変えることは遺伝子発現の変化につながり，結果として細胞の性質変化につながると連想されるのである．そしてこれらを体細胞パターンから卵やES細胞などより未熟なパターンへと変化させる因子が卵やES細胞中に存在していると考えられていた．

4.2　iPS細胞の誕生

　リプログラミングを引き起こす能力は他の細胞にはみられない卵とES細胞のみが持つ能力である．山中らはその点に着目し，ES細胞がES細胞であるために必要な遺伝子こそが体細胞をES細胞のように変化させる遺伝子であるとの仮説を立てた．以前から，Oct3/4やSox2といった因子がES細胞の分化多能性維持に重要な役割を果たしていることが知られていたが，一方でそれだけでは説明がつかないといった状態であった．山中らはES細胞で発現する遺伝子群と体細胞で発現する遺伝子群を比較し，ES細胞のみで発現する遺伝子群の同定を行った．候補遺伝子について機能的スクリーニングを行い，**Oct3/4, Sox2, Klf4, c-Myc**という四つの遺伝子の組合せによって，マウス線維芽細胞からES細

に類似した特徴を備える細胞を作製することに成功した[14]．この体細胞を既知因子によって初期化することで樹立された細胞は「**人工多能性幹細胞**（induced pluripotent stem cell：**iPS 細胞**）」と名づけられた．

　エピジェネティック修飾に関与する因子が候補として考えられてきただけに，転写因子がリプログラミングを引き起こすという結果は少々意外なものであった．しかし，これら四つの因子が引き起こすリプログラミングの効率は 1% 程度と低く，いまだ確率論的な部分が多い．これら未解明な部分においてエピジェネティック修飾関連分子が関与している可能性は大いにある．一方で，以前から最終分化した B 細胞を T 細胞やマクロファージに，また線維芽細胞をマクロファージに変化させる試みが転写因子を用いて行われてきた[15-18]．近年，皮膚線維芽細胞から分化多能性状態を介さずに直接，神経，心筋，軟骨，肝細胞へと変化させる「**ダイレクトリプログラミング**」が次々と報告されている[19-27]．以前から膵臓の細胞が肝細胞に変化するなどの「分化転換」は観察されていたが，それを既知因子で人為的に引き起こすのがダイレクトリプログラミングである．iPS 細胞は体細胞がより未熟な状態へと逆戻りしてできるのに対し，ダイレクトリプログラミングは未熟な状態を介さずに分化転換することから区別して考えられている（図 4.1）．しかし一方で，すべての手法において用いられているリプログラミング因子が転写因子であることは共通している．したがって，少なくともリプログラミングのきっかけは転写因子による遺伝子発現の変化が重要であると考えられる．

4.3　iPS 細胞の可能性と課題

　マウス iPS 細胞樹立の翌年には**ヒト iPS 細胞**の樹立が報告された[28,29]．ヒト体細胞を由来とする多能性幹細胞は ES 細胞の抱えている「受精卵の利用」と「拒絶反応」という問題を解決しうる．ただしこれは iPS 細胞が ES 細胞と同等の性質，能力を有している場合の話である．マウス iPS 細胞は最初の報告では ES 細胞と比較して分化能力で劣っていた．しかし，のちに作製法の改良によって，キメラマウスの生殖系列に寄与するほどの ES 細胞ときわめて近い能力を有する細胞が

4.3 iPS細胞の可能性と課題

樹立されている[30-32]．さらに，分化多能性を確認するうえで最も厳しい試験である，テトラプロイド胚を用いたクローンマウスの作製実験においてもマウス iPS 細胞は高い分化多能性を持つことが証明された[33-35]．つまり，少なくともマウスにおいては最も厳密な方法を用いたとしても区別がつかないほどの品質に達したといえる．それではヒトも同様であろうか．その答えは明確になっていない．上述したキメラマウス作製能の検討などは実験動物のみで可能な評価法である．そのため現状存在する評価法では iPS 細胞を厳密に評価することは困難である．しかしこのことは iPS 細胞に限ったことではなく，ES 細胞でも同様である．つまり，多能性幹細胞に関する課題を考えるうえで，ES/iPS 細胞に共通する課題と，iPS 細胞に特異的な課題は明確に区別するべきである．しかし一方で，課題と可能性は表裏一体であり，言い換えれば iPS 細胞には ES 細胞にはない利点があるともいえる．以下に iPS 細胞において考慮されるべき点を列挙する．

再生医療への応用
a. 細胞バンク構想

iPS 細胞は成人の細胞から作製できる多能性幹細胞である．つまり自己の細胞から作製した iPS 細胞を利用すれば，自家移植医療の実現が理論上可能となる（図4.2）．これはまさに夢の医療であり，iPS 細胞が語られるうえで過度に期待されがちな部分である．

仮に自分の皮膚細胞から iPS 細胞を作製し，何らかの障害を受けた場合はその細胞を使用することを想定して医療機関に保存しておいたとする．それを日本国民全員が行うことが可能であろうか．おそらく金銭，設備どちらの視点からも不可能である．また国民全員分の iPS 細胞株について医療品質を維持するのは非常に困難であると考えられる．

次に実際に事故，病気などが起こった際について考える．これらを事前に予測することは不可能であるから，どうしても起きてから細胞を準備せざるをえない．なぜなら，どのような種類の細胞が必要になるかわからないからである．iPS 細胞のような多能性幹細胞はそのままで移植医療に用いることはできず，必要な細胞へと分化させて使用する．神経細胞にしても肝細胞にしてもまず，iPS 細胞を前駆細胞に分化させてその後成熟させるという段階を経る必要がある．その後，

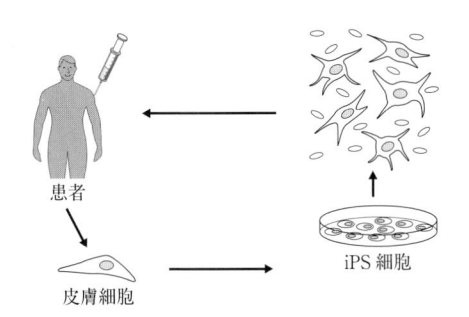

図 4.2　iPS 細胞を用いたオーダーメイド医療
自己の皮膚や血液から iPS 細胞を作製し，目的の細胞へと分化させたのち，移植する方法．自己の細胞なので，免疫拒絶反応は起こらない．一方で，急性の疾患，けがには対応できない欠点を持つ．

分化細胞が移植に使用できる品質であるかどうかを評価する過程を経てはじめて使用可能となる．つまり一定の時間が必要であり，緊急性に対応できない可能性が高いのである．したがって，自分専用の iPS 細胞を用いた医療は比較的時間がある場合に限定されると考えられる．たとえば，加齢黄斑変性症の治療を目指した網膜細胞への分化，移植においては自己の iPS 細胞を利用することが有望視されている．

そこで上記の問題を解決するために iPS 細胞のバンク化が考えられている．上述のように，HLA ホモ ES 細胞をバンク化した場合の試算において，55 種類のパターンが約 80％ の日本人をカバーしうるとされている．50 株の HLA ホモ ES 細胞株を樹立することは不可能に近いが，収集する対象が成人の細胞であれば可能性は大きく広がる．沖田らは 107 人分の親知らずから採取した歯髄幹細胞における HLA の型を調べ，2 株の HLA ホモを見いだした[36]．それら 2 株から作製した iPS 細胞だけで全日本人の 20％ をカバーしうると算出している．これらの結果は実際に HLA ホモ iPS 細胞が効率よく得られることを示したものであり，**iPS 細胞バンク**実現の高い可能性を示唆している．

b.　作製方法

当初，iPS 細胞はリプログラミング遺伝子を導入するためにレトロウイルスやレンチウイルスが用いられていた．レトロウイルスは線維芽細胞など増殖する多くの細胞種に対して高い導入効率を示すため，これまでに多くの細胞生物学研究

に用いられてきた．線維芽細胞などの分化した細胞では導入遺伝子は高い発現を示すが，一方で ES 細胞や体性幹細胞など未熟な細胞においては著しく抑制される．この現象は ES 細胞研究においてしばしば悩みの種となるが，iPS 細胞の作製においては好都合であった．つまり初期化を起こすために必要な時期においては初期化因子が高発現し，初期化が完了したあとはすみやかにそれらの発現は抑制されるからである．後述する医療目的以外の用途であれば，レトロウイルスが細胞のゲノム DNA に挿入されていることは特に問題にならないと考えられる．しかし一方で，移植医療に用いる細胞においては外来遺伝子の挿入は避けるべきである．実際，マウス iPS 細胞においては低頻度ながらも外来遺伝子の再活性化による腫瘍形成が観察されている．また，遺伝子の内部に挿入された場合，その遺伝子を破壊してしまう，または発現様式を変えてしまう可能性も考えられる．

　この問題を解決するためにさまざまな方法を用いた iPS 細胞の樹立が試みられてきた．マウスの細胞においてはアデノウイルスのほか，プラスミドベクターを用いて初期化因子を一過的に発現させることで iPS 細胞が樹立されている[37,38]．これらの細胞においてはゲノム中への発現ベクターの挿入は検出されていない．これら一過的な発現による iPS 細胞の樹立法はゲノム DNA を傷つけないという利点を持つ一方で，樹立効率の低さが問題である．そこで，いったん安定に初期化因子を発現させ，iPS 細胞の樹立後に取り除くという方法も開発された．**piggyBac** は蛾でみつかったトランスポゾン配列を利用したベクターである．トランスポゾンの宿主 DNA に対する挿入はトランスポゼースという酵素に依存する．piggyBac はゲノム上の TTAA という 4 塩基からなる配列を標的として挿入される．トランスポゾンの大きな特徴として，再度トランスポゾン転移酵素を発現させれば，トランスポゾンを挿入部位から除去できる点があげられる．その際に周囲のゲノム DNA 配列に影響を与えることなく取り除かれる．ワードプロセッサで用いられるカットアンドペーストと同様である．この系を利用した iPS 細胞の作製が行われ，実際に樹立後に挿入された遺伝子を取り除いた株が樹立できることが示された[39-41]．

　また，DNA を用いて発現させるのではなく，タンパク質を直接細胞に導入して iPS 細胞を樹立する方法も開発された．通常，分子量の大きなタンパク質は細胞膜を通過することができないため，細胞内には取り込まれない．しかし，特定

のアミノ酸配列（多くの場合リジンやアルギニンを豊富に含む）をタンパク質に付加することによって，細胞膜を透過する性質をもたらすことが可能である．このような配列はヒト免疫不全ウイルスが持つ Tat タンパク質などで見いだされ，細胞生物学研究に応用されている．初期化因子の末端に 11 個のアルギニンを付加した精製タンパク質を用いてマウス iPS 細胞が樹立できることが報告されている[42]．ヒト iPS 細胞については同様の細工を施した初期化因子を発現させた細胞株の粗抽出液で線維芽細胞を処理することによって樹立した例が報告されている[43]．しかし現時点では実施例が少なく，効率も非常に低いようである．

　一方で，自己複製型**エピソーマルベクター**を用いた方法や RNA ウイルスである**センダイウイルス**を用いたリプログラミング因子の一過的発現による外来遺伝子の挿入を伴わない iPS 細胞の樹立が達成されている[36,44-46]．これらはヒト iPS 細胞の応用化を狙った技術であり，マウスでの報告はない．エピソーマルベクターには DNA 複製活性を持つ Epstein-Barr virus nuclear antigen（EBNA）遺伝子とその標的である複製起点配列が含まれている．この組合せにより，細胞内に導入された DNA は染色体に取り込まれることなく，核内で複製される．利点としては比較的長期間にわたって発現が持続すること，また初期化が完了し細胞増殖能が高い状態では細胞内におけるエピソーマルベクターのコピー数が増殖依存的に低下し，最終的には消失することがあげられる．一方で，ごくまれにゲノム DNA に取り込まれてしまうことがあるため，樹立後の iPS 細胞を精査することは必要である．現在までに，エピソーマルベクターを用いて皮膚線維芽細胞，歯髄幹細胞，血球細胞などから iPS 細胞を樹立した報告が成されている．センダイウイルスは自己複製能を持った RNA ウイルスであり，二次的な感染能を人工的に欠損させてあるものが用いられている．センダイウイルスは感染後，細胞質に局在するため，宿主細胞のゲノムに挿入される可能性は皆無である．センダイウイルスも細胞増殖能に依存してコピー数が低下し，やがては宿主細胞内から消失する．宿主ゲノムへの挿入はないが，残存ウイルスの確認はやはり必須である．現在までに皮膚線維芽細胞や血球細胞などからセンダイウイルスを利用して iPS 細胞が樹立されている．特に末梢血に含まれる T 細胞に対しては感染効率が高く，効果的に iPS 細胞が樹立できることが示されている[47]．

　さらには初期化因子をコードするメッセンジャー RNA を人工的に合成し，細

胞内に導入することでiPS細胞が樹立できることも示されている[48]．この**合成RNAを用いた手法**は，宿主ゲノムへの挿入がないこと，ウイルスフリーであること，残存の可能性がないことといったエピソーマルベクターとセンダイウイルスベクターが持つ弱点を克服しうる可能性を有している．しかし一方で，比較的不安定なRNA分子を用いるため，iPS細胞を樹立するためには2週間以上にわたり毎日遺伝子導入操作を繰り返す必要がある．一方で，エピソーマルベクターやセンダイウイルスは最初に一度導入するのみで十分である．遺伝子導入操作の繰り返しは細胞に対してストレスを与える可能性もあり，医療応用基準のiPS細胞作製に用いるには慎重な評価が必要である．

上記のように，レトロウイルスが持つ宿主ゲノムへの挿入という課題を克服するためにさまざまな方法が開発されている．今後はそれぞれの方法で作製したiPS細胞の評価を厳密に行うことによってどの方法が臨床応用にとって最適であるかが決定されていくと考えられる．

c．由来細胞

iPS細胞は当初，線維芽細胞から作製された．線維芽細胞培養は完全に均一な集団とはいいがたく，より未熟な幹細胞や前駆細胞を含んでいる可能性がある．そこで初期化因子はこのような幹細胞の増殖を高めているだけではないかという疑問が残されていた．しかしその後，T細胞やB細胞といった最終分化しかつゲノムDNAが再編成されている細胞からもiPS細胞が樹立されたため，疑問は解消された[49,50]．

医療応用を考えた場合，由来細胞はいくつかの条件を満たしている必要がある．まずは可能な限り低侵襲であることである．線維芽細胞は5 mm四方ほどの皮膚生検から十分量得ることができるため有用である．しかし，確実に施術跡が残ることなどから提供者によっては施術が困難な場合も考えられる．その他の可能性としていくつかの候補が考えられている．一つは**歯髄幹細胞**である．歯髄幹細胞は医療廃棄物である親知らず由来であるため，樹立目的の侵襲は伴わない．歯髄幹細胞は間葉系幹細胞に似た性質と高い増殖能を有している．また，皮膚線維芽細胞と比較してiPS細胞が効率よく作製できる傾向があり有用であると考えられている[51]．国内にはいくつかの**歯髄幹細胞バンク**が存在していることから，細胞の長期保存が可能であることも実証されている．

末梢血も有望視されている．末梢血は採血によって得られるため，施術跡が残ることはなく提供者への負担も最小限にとどめることができる．末梢血はさまざまな種類の細胞を含むが，有核細胞からはエピソーマルベクター，センダイウイルスを用いて iPS 細胞が作製されている．既存の血液バンクが利用可能となれば，多くの HLA ホモを見いだすことが可能となると考えられる．**臍帯血バンク**の利用も高い可能性を秘めている．臍帯血も提供者に侵襲を与えることなく得られ，iPS 細胞が樹立できることも示されている[52,53]．しかし，提供者の健康状態などを知りえない弱みがある．一方で，歯髄幹細胞や末梢血は少なくともそれまでの病歴などは把握することができ，医療に用いる際の重要な情報となりうると考えられる．いずれも侵襲性の低さという点においては同等の魅力を備えており，今後それぞれから作製された iPS 細胞の評価を経て，医療応用に向けてどの細胞が用いられるかが決まるだろう．

4.4 病態解明ツールとしての iPS 細胞

iPS 細胞は再生医療の材料としてだけでなく，病態解明のツールとして非常に高い可能性を備えている（図 4.3）．患者由来の細胞は，病態解明，新薬の創出，毒性試験などに有用である．しかし，これらの試みを遂行するためにはそれなりの細胞数が必要となる．たとえば，パーキンソン病に対する創薬のために患者から十分量の神経細胞を得ることは不可能に近い．また，毒性試験目的で肝細胞を採取することも現実的には困難である．つまり，理論的には有用であるとされながらも疾患患者由来の目的細胞を利用することはほとんどかなわない．その結果，これまでモデルマウスを用いた解析や細胞株を用いたスクリーニングが行われてきた．しかし当然マウスとヒトでは分子機構，代謝経路などさまざまな部分で相違があるため，マウスで有用であったものがヒトでもそうであるとは限らないといった問題がつきまとう．

　ヒト多能性幹細胞は試験管内で制限なく増やすことができ，さまざまな細胞種へと分化させることができる．よって，患者由来の多能性幹細胞は病態解明の大きな可能性を備えていると考えられている．これまでに嚢胞性線維症やハンチン

4.4 病態解明ツールとしての iPS 細胞

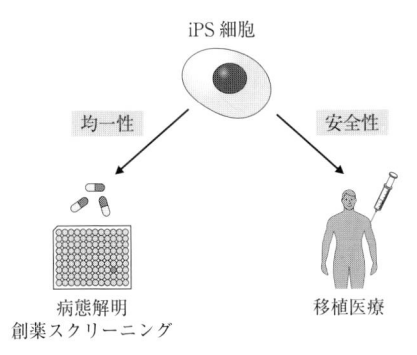

図 4.3 iPS 細胞の可能性
ヒト iPS 細胞は移植医療のソースとしてだけでなく，特定の疾患患者由来細胞から作製することで，病態解明，毒性試験，創薬スクリーニングなどに利用できる．医療応用には徹底した安全性の確保が必須であるのに対し，研究ツールとしての iPS 細胞には均一性などが求められる．

トン病などいくつかの**疾患特異的ヒト ES 細胞**が樹立されている[54,55]．これらを目的の細胞へと分化させ，試験管内で病態を再現できれば分子機構の解明につながると期待される．また，ES 細胞を未分化な状態で増やしたのち，分化誘導を行い多くの目的細胞を得ればスクリーニングにも利用できるであろう．しかし，ここでまた胚の利用という問題に直面する．疾患の場合，優性，劣性遺伝などが影響し一概に計算はできないが，少なくとも一つ，場合によっては多くの受精卵が必要である．また対象疾患は出生前診断によって明らかになるもの，または両親もしくは家族が当該疾患を抱えている場合に限られる．いずれにしても，ボランティアから ES 細胞の樹立目的で胚の提供を受けることが可能である米国などでしか実現しえない．

しかし，ES 細胞を iPS 細胞に置き換えることで，多くの問題は解決する．胚の利用や事前に対象者を判断してから提供を受けられる点については前述した HLA の場合と同じである．一方で，iPS 細胞がもたらす可能性として最も特筆すべきは，原因遺伝子がはっきりしていない孤発性の疾患や高齢になって発症する疾患に対してアプローチできる点にある．筋萎縮性側索硬化症やパーキンソン病など成人してから発症する場合が多い疾患の場合，幼少期に予測することはできないが，患者から直接提供を受けた体細胞から樹立できる iPS 細胞においては

問題にならない．疾患特異的 iPS 細胞はいくつかの革新的な変化をもたらすであろう．第一に複数の患者から得た同一疾患の iPS 細胞を利用することで，個人差による影響を低減させることが可能となる．また，ひとたび病院から出た iPS 細胞は世界中の研究者によって利用されることができるため，これまで研究を行うことが容易でなかった希少疾患に対しても有用である．

事実，ヒト iPS 細胞が樹立されて以降，数えきれない種類の疾患に対する iPS 細胞が世界中で作製されている．これらの細胞すべてが患者および家族の期待を背負っており，近い将来次々と，病態の解明や新薬が発表されることが期待される．**疾患特異的 iPS 細胞**は再生医療に用いるための iPS 細胞とは明確に区別して考える必要がある．つまり，病態解析のツールとして割り切るということである．疾患特異的 iPS 細胞の場合，医療応用においては排除されるべきレトロウイルスの使用は大きな問題にはならないと考えられる．むしろ，特定の挿入部位を持つことを利用して，株間の区別，コンタミネーションの防止などに役立つ．また由来細胞に関しても扱いやすいものを利用すればよいであろう．手術時に得られる組織を利用するのもよいし，細胞バンクから疾患患者由来の線維芽細胞などが購入できる場合もある．このように医療応用を前に克服されるべきいくつかの問題点は疾患解析目的の場合考慮する必要がないため，すでに利用が始まっている．

しかし，疾患特異的 iPS 細胞を用いた病態再現においては他に克服すべき課題が存在する．最初に報告された疾患特異的 iPS 細胞は筋萎縮性側索硬化症によるものであった[56]．由来細胞を提供した患者は明らかな病態を呈していたが，実際に疾患患者由来 iPS 細胞を運動性ニューロンに分化させても，健常者由来の iPS 細胞と比較して目立った違いは観察されなかった．つまり，試験管内で病態を再現できなかったのである．一方で，脊髄性筋萎縮症患者由来の iPS 細胞を用いた病態再現に関する報告もなされている[57]．この場合では疾患患者由来 iPS 細胞から作製した運動性ニューロンにおいて有意に細胞死が観察され，それらの病態はすでに有用性が確認されている化合物を投与することで改善がみられた．これらは一例であるが，いずれにしても疾患患者由来であるからといって容易に病態が再現できるほど甘くはないようである．疾患によっては生後間もなく発症するものから，時間をかけて高齢で発症するものもある．受精卵に近い未熟な状態まで

戻した iPS 細胞から目的の細胞へと分化させ病態を発症させるためには時間やストレスなどの二次的な負荷が必要かもしれない．いかに試験管内で病態を再現させるかが，今後期待される iPS 細胞を用いた疾患解析の発展における鍵となるであろう．

　iPS 細胞は誕生してまだ 5 年の新しい技術である．そのため，多くの可能性とともに克服すべき課題が残されている．ここでは iPS 細胞でのみ存在する課題について紹介したが，それ以外にも ES 細胞を含む多能性幹細胞全体における課題も存在する．
　第一に，腫瘍化の問題である．多能性幹細胞は未分化状態では試験管内で高い増殖能を保持している．これは腫瘍細胞に似た性質であり，実際に未分化状態の多能性幹細胞を成体内に移植すると，さまざまな組織が混在した奇形種を形成する．このことが多能性幹細胞の臨床応用において高いハードルとなっており，ES 細胞の臨床試験開始までに多くの時間を費やした理由である．高い水準の分化誘導法に加え，医療基準を満たす細胞分離装置の開発などが進められている．
　第二に，細胞の培養条件である．ヒト多能性幹細胞は通常培養において支持細胞との共培養を必要とする（図 4.4）．支持細胞としてマウス由来の細胞が最も広

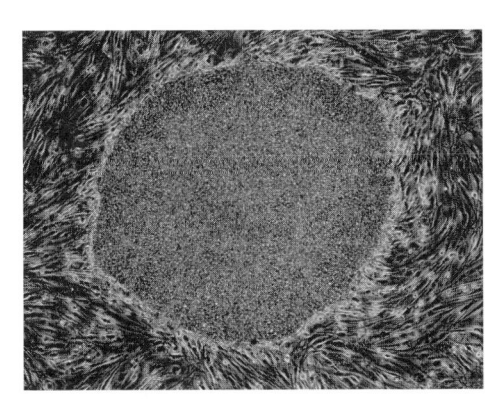

図 4.4　ヒト iPS 細胞
36 歳女性の皮膚線維芽細胞から作製した iPS 細胞．周りにみえる細長い細胞はマウス由来の支持細胞である．この支持細胞が供給する足場や増殖因子の助けを借りて iPS 細胞は安定して増殖することができる．

く用いられているが，医療応用を考えた場合，動物由来の成分は極力排除すべきである．同様に培地成分などに含まれる動物成分も化合物などへの置き換えが試みられている．

これらの課題を克服したのちに必要であるのが，医療品質を満たす細胞を見極める評価法である．いったいどの時点でどういう項目でどの程度まで調べるべきなのか定まっていない．もちろん多くについて徹底的に検討するのが理想であるが時間やコストがかかりすぎてもいけない．しかし最も大きな問題は基準がないことにある．つまり，お手本となる細胞が決まっていないのである．ES細胞こそが基準となりうるという考え方も存在するが，正否は不明である．長船らの報告によると，18株のES細胞における分化能を比較検討した結果，株間による分化指向性の違いが著しいという結果が得られている[58]．これらの結果は，ES細胞とはいえ決して均質なものではなく，遺伝的背景などの個人差を反映しうることを示唆している．日本産婦人科学会が2006（平成18）年に発表した調査結果によると，受精卵のうち正常に発生し，出生に至るのは全体の18%であるとされている．既存ES細胞株の由来となった胚が本来ならば正常に発生していたかどうかは知るすべもない．しかし一方で，iPS細胞の由来となる細胞は，少なくともそれまでは大きな疾患を患わずに育った健常者から得ることができる．今後の課題として，ES細胞，iPS細胞にこだわらず公平な視点から標準となりうる細胞を決めることが先決である．

医療への応用は最も厳密な検査を経た細胞が使われるべきである．そのためには前述のように標準化が必要である．原材料，作製工程，製品の性質すべてが精査されるべきである．日本国内では工業製品に日本工業規格（Japanese Industrial Standard：JIS）があり，工業標準化法に基づいた国家標準の一つである．たとえば，JISはトイレットペーパーについて，一巻の長さ，紙幅，芯の内径，巻き取り径，秤量，破裂強さおよびほぐれやすさといった項目について一定の基準を課している．この条件を満たしたもののみが言わば工業製品としてのお墨付きを受けることができる．そして，多かれ少なかれこのような基準を満たしたものこそが安心して使えるという認識を受け，広く利用される．細胞は生き物だからいろいろあってよい，ばらばらでも仕方ないという考え方は，医療応用を目的とした場合通用しないであろう．iPS細胞は材料こそ生体由来のものである

が，その作製工程は人為的なものである．この部分が問題視される場合もあるが，きちんと制御すれば必ず強みに変わる．残念ながら，現時点ではリプログラミングの分子機構の多くが謎に包まれており，人の手で自由に操るには至っていない．作製工程を可能な限り明らかにすることを通して人為的に制御すること，できたiPS細胞を一定の規格に従って厳密に評価することが求められる．

　最後に，iPS細胞は「胚の利用」という限局した倫理的問題を解決したのであり，すべての倫理的問題が解決されたわけではない．むしろ，新たな課題を生じさせたといってもよい．第一に個人情報の問題である．疾患特異的iPS細胞の部分で，患者由来iPS細胞が世界中の研究者に利用され，結果として研究が加速する可能性について述べたが，これは同時に患者の遺伝情報を世界中に公表することを意味する．特に希少疾患の場合，疾患名，性別，年齢程度の情報で個人が特定されうることが懸念される．次世代シークエンサーなどの技術革新により，数年前とは比較にならないほど容易にヒトの全ゲノム情報が得られるため，より慎重な取扱いが必要となる．このことはiPS細胞のみが抱える問題ではないが，今後深く議論されるべきである．第二に，iPS細胞は体を構成するあらゆる細胞種に分化することができ，精子や卵も例外ではない．現在までに，ヒトES/iPS細胞から生殖細胞への分化に関して効率のよい方法は報告されていないが，マウスでは斎藤らが始原生殖細胞への分化に成功し，さらにそれらをマウス精巣内に移植することで成熟した精子に分化させることに成功している[57]．おそらく現時点では技術が追いついていないだけで，将来的にはヒトiPS細胞から生殖細胞を作製することが可能になるであろう．日本国内でも，2010（平成22）年5月に幹細胞研究に関する指針が改定され，ヒトES/iPS細胞からの生殖細胞分化が可能となった．このことは，これまでiPS細胞を用いた疾患研究の対象になりえなかった不妊症をはじめとする生殖系の疾患に光を当てる画期的な出来事である．しかし一方で，正常な倫理観を持った研究者ならば決して携わることのない「クローンの創出」が理論的に不可能ではなくなってしまうことを意味する．この点について，決して過剰に研究を制限するべきではないが，適切な法規制のもと，細胞の提供者に対するインフォームドコンセントへの明記を徹底し，理解を得ることが必須である．また，これまでも行われているが，より徹底した倫理教育が必要とされるであろう．いずれにしても，これらiPS細胞がかかわる新たな課題に対して真

摯に取り組むことこそが, iPS 細胞の研究ツールとしての価値と認知度を高めるはずである. そして, 多くの研究者が iPS 細胞研究を推進することで, 信頼性や安全性の評価がなされ医療応用への道が開かれると期待される. 〔高橋和利〕

文 献

1) Evans MJ, Kaufman MH : Establishment in culture of pluripotential cells from mouse embryos. Nature 292 : 154-156, 1981
2) Martin GR : Isolation of a pluripotent cell line from early mouse embryos cultured in medium conditioned by teratocarcinoma stem cells. Proc Natl Acad Sci USA 78 : 7634-7638, 1981
3) Thomson JA, et al : Embryonic stem cell lines derived from human blastocysts. Science 282 : 1145-1147, 1998
4) Thomson JA, et al : Isolation of a primate embryonic stem cell line. Proc Natl Acad Sci USA 92 : 7844-7848, 1998
5) Nakajima F, et al : Human leukocyte antigen matching estimations in a hypothetical bank of human embryonic stem cell lines in the Japanese population for use in cell transplantation therapy. Stem Cells 25 : 983-985, 2007
6) Terada N, et al : Bone marrow cells adopt the phenotype of other cells by spontaneous cell fusion. Nature 416 : 541-545, 2002
7) Ying QL, et al : Changing potency by spontaneous fusion. Nature 416 : 545-548, 2002
8) Gurdon JB, et al : Sexually mature individuals of Xenopus laevis from the transplantation of single somatic nuclei. Nature 182 : 64-65, 1958
9) Waddington CH : The strategy of the genes, London, Geo Allen & Union, 1957
10) Wilmut I, et al : Viable offspring derived from fetal and adult mammalian cells. Nature 385 : 810-813, 1997
11) Wakayama T, et al : Full-term Development of Mice from Enucleated Oocytes Injected with Cumulus Cell Nuclei. Nature 394 : 369-374, 1998
12) Tada M, et al : Nuclear reprogramming of somatic cells by in vitro hybridization with ES cells. Curr Biol 11 : 1553-1558, 2001
13) Cowan CA, et al : Nuclear reprogramming of somatic cells after fusion with human embryonic stem cells. Science 309 : 1369-1373, 2005
14) Takahashi K, Yamanaka S : Induction of pluripotent stem cells from mouse embryonic and adult fibroblast cultures by defined factors. Cell 126 : 663-676, 2006
15) Xie H, et al : Stepwise reprogramming of B cells into macrophages. Cell 117 : 663-676, 2004
16) Cobaleda C, et al : Conversion of mature B cells into T cells by dedifferentiation to uncommitted progenitors. Nature 449 : 473-477, 2010
17) Feng R, et al : PU.1 and C/EBPα/β convert fibroblasts into macrophage-like cells. PNAS 105 : 6057-6062, 2008
18) Laiosa CV, et al : Reprogramming of committed T cell progenitors to macrophages and dendritic cells by C/EBPα and PU.1 transcription factors. Immunity 21 : 731-744,

2006
19) Szabo E, et al：Direct conversion of human fibroblasts to multilineage blood progenitors. Nature 468：521-526, 2010
20) Vierbuchen T, et al：Direct conversion of fibroblasts to functional neurons by defined factors. Nature 463：1035-1041, 2010
21) Pang ZP, et al：Induction of human neuronal cells by defined transcription factors. Nature 476：222-227, 2011
22) Yoo AS, et al：MicroRNA-mediated conversion of human fibroblasts to neurons. Nature 476：228-231, 2011
23) Caiazzo M, et al：Direct generation of functional dopaminergic neurons from mouse and human fibroblasts. Nature 476：224-227, 2011
24) Ieda M, et al：Direct reprogramming of fibroblasts into functional cardiomyocytes by defined factors. Cell 142：375-386, 2011
25) Hiramatsu K, et al：Generation of hyaline cartilaginous tissue from mouse adult dermal fibroblast culture by defined factors. J Clin Invest, 2011
26) Huang P, et al：Induction of functional hepatocyte-like cells from mouse fibroblasts by defined factors. Nature 475：386-389, 2011
27) Sekiya S, Suzuki A：Direct conversion of mouse fibroblasts to hepatocyte-like cells by defined factors. Nature 475：390-393, 2011
28) Takahashi K, et al：Induction of pluripotent stem cells from adult human fibroblasts by defined factors. Cell 131：861-872, 2007
29) Yu J, et al：Induced pluripotent stem cell lines derived from human somatic cells. Science 318：1917-1920, 2007
30) Maherali N, et al：Directly reprogrammed fibroblasts show global epigenetic remodeling and widespread tissue contribution. Cell Stem Cell 1：55-70, 2007
31) Okita K, et al：Generation of germline-competent induced pluripotent stem cells. Nature 448：313-317, 2007
32) Wernig M, et al：In vitro reprogramming of fibroblasts into a pluripotent ES-cell-like state. Nature 448：318-324, 2007
33) Kang L, et al：iPS cells can support full-term development of tetraploid blastocyst-complemented embryos. Cell Stem Cell 5：135-138, 2009
34) Zhao XY, et al：iPS cells produce viable mice through tetraploid complementation. Nature 461：86-90, 2009
35) Boland MJ, et al：Adult mice generated from induced pluripotent stem cells. Nature 461：91-94, 2009
36) Okita K, et al：A more efficient method to generate integration-free human iPS cells. Nat Methods 8：409-412, 2011
37) Okita K, et al：Generation of Mouse Induced Pluripotent Stem Cells Without Viral Vectors. Science 322：949-953, 2008
38) Stadtfeld M, et al：Induced Pluripotent Stem Cells Generated Without Viral Integration. Science 322：945-949, 2008
39) Kaji K, et al：Virus-free induction of pluripotency and subsequent excision of

reprogramming factors. Nature 458 : 771-775, 2009
40) Woltjen K, et al : piggyBac transposition reprograms fibroblasts to induced pluripotent stem cells. Nature 458, 766-770, 2009
41) Yusa K, et al : Generation of transgene-free induced pluripotent mouse stem cells by the piggyBac transposon. Nat Methods 6 : 363-369, 2009
42) Zhou H, et al : Generation of Induced Pluripotent Stem Cells Using Recombinant Proteins. Cell Stem Cell 4 : 381-384, 2009
43) Kim D, et al : Generation of Human Induced Pluripotent Stem Cells by Direct Delivery of Reprogramming Proteins. Cell Stem Cell 4 : 472-476, 2009
44) Yu J, et al : Human induced pluripotent stem cells free of vector and transgene sequences. Science 324 : 797-801, 2009
45) Fusaki N, et al : Efficient induction of transgene-free human pluripotent stem cells using a vector based on Sendai virus, an RNA virus that does not integrate into the host genome. Proc Jpn Acad Ser B Phys Biol Sci 85 : 348-362, 2009
46) Nishimura K, et al : Development of Defective and Persistent Sendai Virus Vector: a Unique Gene Delivery/Expression System Ideal for Cell Reprogramming. J Biol Chem 286 : 4760-4771, 2011
47) Seki T, et al : Generation of induced pluripotent stem cells from human terminally differentiated circulating T cells. Cell Stem Cell 7 : 11-14, 2010
48) Warren L, et al : Highly efficient reprogramming to pluripotency and directed differentiation of human cells with synthetic modified mRNA. Cell Stem Cell 7 : 618-630, 2010
49) Hanna J, et al : Direct reprogramming of terminally differentiated mature B lymphocytes to pluripotency. Cell 133 : 250-264, 2008
50) Hong H, et al : Suppression of induced pluripotent stem cell generation by the p53-p21 pathway. Nature 460 : 1132-1135, 2009
51) Tamaoki N, et al : Dental pulp cells for induced pluripotent stem cell banking. J Dent Res 89 : 773-778, 2010
52) Giorgetti A, et al : Generation of induced pluripotent stem cells from human cord blood using OCT4 and SOX2. Cell Stem Cell 5 : 343-347, 2009
53) Olmer R, et al : Generation of Induced Pluripotent Stem Cells from Human Cord Blood. Cell Stem Cell 5 : 434-441, 2009
54) Verlinskya Y, et al : Human embryonic stem cell lines with genetic disorders. Reprod Biomed Online 10 : 105-110, 2005
55) Mateizel I, et al : Derivation of human embryonic stem cell lines from embryos obtained after IVF and after PGD for monogenic disorders. Hum Reprod 21 : 503-511, 2006
56) Dimos JT, et al : Induced Pluripotent Stem Cells Generated from Patients with ALS Can Be Differentiated into Motor Neurons. Science 321 : 1218-1221, 2008
57) Ebert AD, et al : Induced pluripotent stem cells from a spinal muscular atrophy patient. Nature 457 : 277-280, 2009
58) Osafune K, et al : Marked differences in differentiation propensity among human embryonic stem cell lines. Nat Biotechnol 26 : 1269-1275, 2008

59) Hayashi K, et al : Reconstitution of the mouse germ cell specification pathway in culture by pluripotent stem cells. Cell, 2011 August 4 (online)

5 造血幹細胞

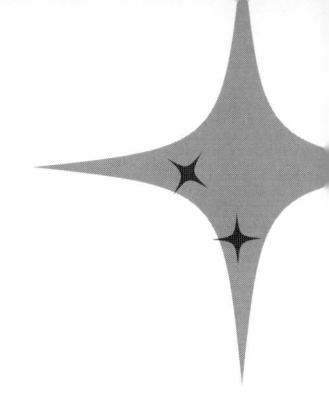

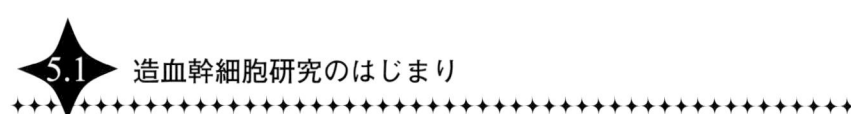

5.1 造血幹細胞研究のはじまり

造血幹細胞は長い年月を経て最もよく研究されてきた幹細胞である．組織再生能力の高い骨髄には幹細胞が存在すると一世紀も前から推測されていた．一方，広島・長崎の原爆によって造血組織である骨髄が放射能に対して高い感受性を示すことが知られるようになった．造血障害が起きると好中球減少に伴う感染症と血小板減少による出血により早期に死亡する．放射線被曝量と造血障害程度には正の相関がある．致死量（ヒトもマウスも 10 Gy 前後）の放射線を受けても，骨髄移植によって造血障害に対する治療を行えば救命が可能である．移植された造血幹細胞を含む骨髄細胞によって汎血球減少症が回復するばかりでなく造血が長期間維持される．また，マウスモデルを用いて白血病治療としての骨髄移植療法が発表されたのは 1957 年のことである[1]．放射線照射によって白血病細胞を死滅させ，正常造血幹細胞を移植することによって骨髄造血を正常化する基本戦略が示され，これを契機に種々の実験動物を用いた骨髄移植の研究が行われた．そして，引き続き Thomas らによってヒトにおける臨床試験が積極的に行われた[2]．当時は組織適合性の問題さえもよく認識されておらず，ヒト骨髄移植が白血病などの悪性疾患に対する治療法として確立されるまでは紆余曲折があった．しかし，多くの患者の協力と臨床医の努力によって，結果的に造血幹細胞移植はヒト幹細胞を用いた再生医療のさきがけとなった．

5.2 造血幹細胞の定義

造血幹細胞は**自己複製能**と**多分化能**を有する細胞と定義される．これは脾臓コロニーアッセイを開発した Till と McCulloch がはじめて明確に記載したものであるが，彼らは高い**増殖能**を有することも付け加えた[3]．一頃，造血幹細胞の可塑性が注目を集めたが，この際に高い増殖能という点が重要であることが再認識された．たとえ造血幹細胞が心筋細胞や神経細胞に形質転換することがあっても数個の細胞しか産生しなければ，本当に造血幹細胞が細胞系譜あるいは胚葉もの垣根を越えて血液以外の細胞を産生したかどうかを確かめるすべはない．しかし，高い増殖能によって数えきれないほどの心筋細胞や神経細胞を産生したのであればそれを証明することが可能である[4]．現時点では造血幹細胞にはその高い増殖力に見合うほどの可塑性はないと認識されている．

致死量の放射線照射後のマウスに正常マウスの骨髄や脾臓細胞を注射すると，注射後第 8 日から 12 日の間に脾臓の表面に肉眼で観察可能な「コブ」ができる．これが**脾臓コロニー**である．1 個の脾臓コロニーは 1 個の脾臓コロニー形成細胞からできる．移植後 12 日目の脾臓コロニー中には好中球，マクロファージ，赤芽球，巨核球などの多種類の血球細胞が観察される（多分化能がある）．また，コロニー中には，もう一度移植すると再び脾臓コロニーを形成する細胞が検出できる（自己複製能がある）．これらの観察をもとに Till と McCulloch は造血幹細胞の概念を確立した（この功績によって彼らは幹細胞生物学の父と呼ばれている）．現在では脾臓コロニー形成細胞は造血幹細胞そのものではないことが明らかとなっているが，脾臓コロニー形成細胞の発見によって近代造血幹細胞研究が始まった．

5.3 造血幹細胞システム

造血システムとは造血幹細胞を頂点におき，各種成熟血球を底辺におくピラミッド型を形成している（図 5.1）．造血幹細胞と成熟血球の間には多種多様な

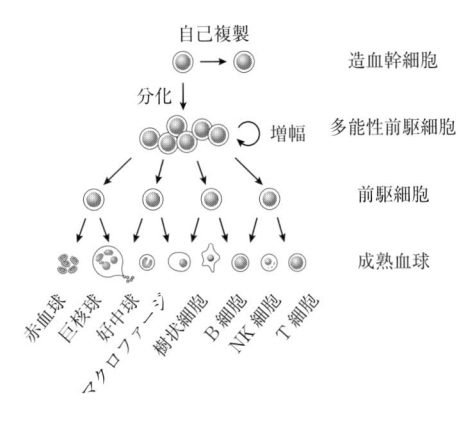

図 5.1 造血幹細胞システム
造血幹細胞を頂点に，成熟血球を底辺におくピラミッドを形成している．造血幹細胞の持つ分化能と自己複製能によってこの造血ピラミッドを再生，修復，維持することが可能である．

前駆細胞が存在する．多能性前駆細胞には限られた自己複製能があり各細胞系譜の前駆細胞を産生する前の一過性のクローン性増幅を担っている．造血幹細胞1個に対応して1個の造血ピラミッドがあることが幹細胞システムの成立にきわめて重要である．たとえば，造血が破壊されたマウスに1個の造血幹細胞を移植するだけで造血幹細胞の持つ分化能によって造血ピラミッドが再生される．また，再生された造血ピラミッドは造血幹細胞の持つ自己複製能によって長期間維持される．すなわち，1個の幹細胞の移植は造血システム全体を移植するのと同等である．

成体マウスの骨髄中には約1万個の造血幹細胞が存在する．一部の造血幹細胞に異常が起き，造血に寄与しなくなったとしても造血システム全体にはほとんど影響がない．一方，一部の造血幹細胞が白血化しても，クローン性増殖によって骨髄を占拠するまでにはある程度の期間を要する．恐らく実際には多数のクローンにおいて同時にさまざまな遺伝子変異が起きるが，なかでも特に増殖に有利な条件を備え，腫瘍免疫を回避する機構を獲得したクローンが選択的に優位になると考えられる．

5.4 造血幹細胞のアッセイ

造血幹細胞は移植実験によって検出される．ヒトにおける骨髄移植とほぼ同様な処置をマウスで行い，**マウス造血幹細胞**を測定する（図5.2）．テストしたい細胞（テスト細胞）中に造血幹細胞や造血前駆細胞が存在しなくても致死量の放射線照射したマウスの生存を保証するためと，テスト細胞中の造血幹細胞の質と量を評価するために**競合的造血系再構築アッセイ**が広く用いられている．この方法の原法はすでに1970年代に発表された[5]．今となっては古典的方法であるが感度と再現性の高い優れたアッセイであり，この方法によって造血幹細胞研究が進歩したといっても過言ではない．通常，成体マウスの骨髄細胞を競合細胞として用いる．実験ごとの誤差を最小限にするため競合細胞を提供するマウスの性別，週齢を統一すべきである．競合細胞中には必ず1個以上の造血幹細胞と複数の radioprotection 活性のある造血前駆細胞が含まれる必要がある．**radioprotection** とは致死量放射線照射したマウスの早期死亡を予防する効果である．もし，骨髄細胞を移植しないと照射後10日から14日の間にほぼ全例のマウスが死亡する．この間を生き延びるためには脾臓コロニー形成細胞を中心とし

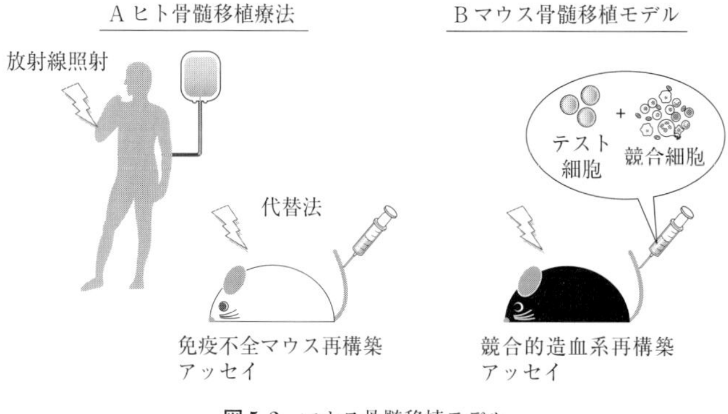

図5.2 マウス骨髄移植モデル
ヒト骨髄移植と同じ原理を用いてマウス骨髄移植モデルがデザインされた．放射線照射によってレシピエントの造血を破壊する．造血幹細胞を含む細胞（テスト細胞）を移植することによって造血系が再構築される．マウスモデルでは競合細胞を同時に移植することによってレシピエントマウスの生存を担保すると同時にテスト細胞中の造血幹細胞の活性を定量化することができる．

た前駆細胞が必要であり，これらに radioprotection の能力が存在すると考えてよい．使用する競合細胞の数が多いほど安定したデータが得られるが，テスト細胞中に含まれる造血幹細胞が少ないと予測される場合は，検出感度を上げるために最低限の競合細胞（2×10^5 個の骨髄細胞/マウス）を用いるとよい．

マウスモデルの場合，テスト細胞と競合細胞，レシピエントマウス由来細胞を区別するために通常**コンジェニックマウス**が用いられる．原理的にはマーカーとして用いる特定の遺伝子座の polymorphism を除きすべてのゲノムが同一であるのがコンジェニックマウスである．移植実験では Ly5.1 コンジェニックマウスがよく使用される．Ly5.1 抗原は言わばアロ抗原であり，これに対する抗体はマウス間で作製されたことが示すように十分抗原となりうる．しかし，経験的に致死量の放射線照射の条件下ではこのアロ抗原を標的とした拒絶は起きない．ただし，放射線照射をしない場合や，不十分な放射線量を使用した場合には拒絶の原因となりうるため注意を要する．

造血幹細胞の同定は移植に依存しているが，当然のことながらヒトにおいて試験的な移植をすることができない．Dick らは代替法として免疫不全マウス内で**ヒト再構築細胞**（SCID repopulating cells：SRC）を検出する方法を考案した[6]．NOD/SCID（non-obese diabetic/severe combined immunodeficiency）という免疫不全マウスに common cytokine receptor γ chain 欠損マウスを戻し交配することにより作成された NOG（NOD/SCID/common γ-/-）マウスを用いることにより T 細胞を含むヒト由来の血液細胞を効率よく検出できるようになった．ところが，ヒトの寿命は 80 歳だとしてもマウスの寿命は 2 年足らずである．同様にヒト造血幹細胞のほうがマウス造血幹細胞よりはるかに長期にわたって造血系を再構築する可能性がある．しかし，免疫不全マウスは寿命が短いため，ヒト造血幹細胞の移植後の観察可能期間はマウス造血幹細胞の観察期間よりも短いのが実際である．また，マウス造血幹細胞と異なり，ヒト造血幹細胞の場合，二次移植後にキメリズムの低下を示すことも多い．ヒト SRC はヒト造血幹細胞の一部を検出しているにすぎないことに留意すべきである．

5.5 コロニーアッセイ

コロニーアッセイとは血球分化を解析するめに半固形培地（寒天，メチルセルロースなど）中でサイトカイン存在下にコロニーを形成する方法である．マウスの細胞をアッセイする場合は，IL-3（interleukin-3）が広く骨髄球系分化を支持するため，IL-3，SCF（stem cell factor），EPO（erythropoietin），TPO（thrombopoietin）の4種の組合せで効率よくコロニーが形成される．ヒトの細胞を解析する場合はIL-3があまり有効でないため，4種のサイトカインに加えて，IL-6，FL（Flt3 ligand），GM-CSF（granulocyte/macrophage colony-stimulating factor），G-CSF（granulocyte colony-forming factor）など多くのサイトカイン存在下にコロニー形成が解析される場合が多い．1個のコロニーは1個の造血細胞から形成される．たとえば，1万個のマウス骨髄細胞を播種すると，約100個のコロニーが形成される．

歴史的にみて，このコロニーアッセイはサイトカインの発見に大きく貢献した．最初にタンパク質の精製が成功し，遺伝子がクローニングされたのはGM-CSFである．その名のとおり，GM-CSFは好中球とマクロファージからなるコロニーを形成する生物学的活性を持つ．その後，多数のサイトカインが発見されたが，なかでもEPOやG-CSFは臨床応用にまで発展し，これらは造血研究分野における創薬成功の代表例となっている．

現在までのところ，一般的にアッセイが可能なのは骨髄球系コロニーとB細胞コロニーである．**骨髄球系コロニー**の主な細胞成分は好中球，単球，赤芽球，巨核球であるが，好酸球，好塩基球なども観察することができる．コロニーを形成するもともとの細胞（コロニー形成細胞）の能力に依存してさまざまな細胞の組合せからなるコロニーが形成される．たとえば好中球・マクロファージコロニー，赤芽球・巨核球コロニーがある．なお，培養後の単球は核が偏在し，豊かな細胞質に脂肪滴を含む独特な形態を示し，マクロファージとして認識されることが多い．好中球とマクロファージまたは赤芽球と巨核球はコンビを組んでコロニーを形成したり，逆に消失したりする傾向がある．好中球とマクロファージ，または赤芽球と巨核球は同じ転写因子によって分化制御される傾向があり，両者のエピ

ジェネティックスが相互に関連している可能性がある．

ある分化段階（c-Kit 受容体陽性，IL-7 受容体陽性のリンパ球系前駆細胞）にある B 前駆細胞から **B 細胞コロニー**を形成することが可能である．サイトカインとしては SCF，IL-7，FL が用いられる．骨髄球と B 細胞の混合コロニーを形成することは難しい．いまだに T 細胞コロニーを作ることはできない．実際には骨髄球と B 細胞の両方，あるいは骨髄球と T 細胞の両方へ分化する能力を持った前駆細胞は存在するが，骨髄球系とリンパ球系の両方の細胞系譜を同時に分化誘導することが容易ではない．OP9 ストローマ細胞株などに Notch リガンドである delta-like-1 または delta-like-4 を発現させ，共培養すると前駆細胞（たとえば c-Kit 陽性 Sca-1 陽性 lineage 陰性細胞）から T 細胞を産生することが可能である．しかし，共培養は基本的に液体培養のため，クローナルな解析を求められる場合には，1 個の細胞からコロニーを形成することが必要である．しかし，増殖力の低い前駆細胞を用いての**シングルセル培養**（single-cell culture）は容易ではない．なお，これまでに B 細胞と T 細胞を同時に検出できる培養法は見いだされていない．もし，B 細胞と T 細胞への分化（コミットメント）が二者択一であるとすると，B 細胞へ分化することを決定した時点で T 細胞への分化能力を失うか，T 細胞へ分化することを決定した時点で B 細胞への分化能力を失うことになる．これが正しい場合は，1 個の細胞が B 細胞と T 細胞の両方へ分化する能力を持っていても，この 1 個の細胞から B 細胞と T 細胞を同時に検出することは困難である．これがまさに CLP（common lymphoid progenitor）の抱える問題であるともいえる．CLP は増殖能力が低いため，細胞 1 個の移植実験が成立しない．分化能力をクローナルに解析するためには，培養で解析するほかない．しかし，1 個の CLP を培養して骨髄球系への分化の欠如と，B 細胞と T 細胞の両方への分化を同時に証明するためには 2 段階以上の培養系を用いる必要があり，多数の細胞を効率よく解析することが難しい．また生体内で同様の分化能を示すかどうか結論できない．

造血幹細胞が直接コロニーを形成するかどうか，長年わからなかった．筆者らはマウス骨髄から高度に純化した造血幹細胞のシングルセル培養を行い，確かに造血幹細胞が培養系でコロニー形成することを示した[7]．ところが，いまだに造血幹細胞が形成するコロニーはどのような細胞成分を含むのか判明していない．

造血幹細胞はすべての血球系に分化する能力があるため，ある培養条件下における最大限の種類の細胞を含む大きなコロニーを形成する可能性が高い．ところが，同じ条件下で好中球・マクロファージコロニーも大きなコロニーを形成する．もともとは造血幹細胞であっても，コロニー形成の途中で，偶然に赤芽球・巨核球への分化能を失った可能性を否定できない．したがって，コロニーアッセイで造血幹細胞を特定することはできない．なお，これまでに造血幹細胞から培養系でB細胞，T細胞を産生することに成功した例はない．もし，これが可能となれば，コロニーアッセイを用いて造血幹細胞からいつどのようにしてB細胞系またはT細胞系へコミットするかを解析できるかもしれない．

5.6 造血幹細胞の自己複製の検出方法

　ある細胞集団（テスト細胞）を致死量の放射線照射後のマウスに移植後，テスト細胞由来の細胞によって少なくとも3系統（骨髄球系，B細胞系，T細胞系）の細胞系譜が再構築され（多分化能による），長期にわたってこれが継続する（自己複製能による）場合に，テスト細胞中に少なくとも1個の造血幹細胞が含まれていたといえる．この場合の骨髄球系とは好中球・単球系によって代表される．マウスモデルではもっぱらLy5.1コンジェニックマーカーを用いてドナー細胞とレシピエント細胞を区別してきた．Ly5.1は汎白血球抗原であり，赤血球，血小板には発現していない．そのため，赤芽球系，巨核球系の再構築については十分に解析されてこなかった．しかし，最近，筆者らは別のマーカーを用いて3細胞系譜の再構築によって造血幹細胞と判定した場合には赤血球，血小板系も同時に再構築していることを確かめた．

　これまで筆者らは約4カ月をもって長期と見なしてきた．しかし，最近，筆者らはこの基準（移植後4カ月に3細胞系譜が再構築さている）に合致しない造血幹細胞があることに気がついた．遅延型造血幹細胞と名づけたこの幹細胞は移植後4カ月ではわずかに骨髄球系の再構築を示すのみであるが，二次移植後に骨髄球系再構築の程度が顕著に増加し，低いながらもB細胞系，T細胞系の再構築も検出が可能である[8]．遅延型造血幹細胞が移植後早期には活性を示さず，なぜ

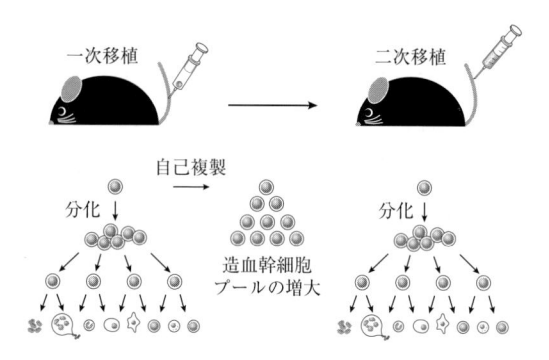

図 5.3 自己複製の証明方法
たとえば1個の造血幹細胞を致死量放射線照射により骨髄造血を破壊したマウスに移植すると骨髄内に造血ピラミッドが形成される．同時に自己複製によって造血幹細胞のプールも増大する．造血幹細胞プールの一部を含む再構築された骨髄を再度，致死量放射線照射後のマウスに移植すると，再び造血ピラミッドが形成される．

長期にわたって休眠状態を維持するのか詳細は不明である．しかし，長期再構築の維持に大きな役割を果たしている．

造血幹細胞の自己複製能は二次移植によって示すことができる．図5.3に示すように，たとえば1個の造血幹細胞を移植すると，その多分化能によって1個の造血幹細胞を頂点とした造血ピラミッドが形成される．同時に造血幹細胞のプールも増大する（これは造血幹細胞の自己複製による）．移植後のマウスの骨髄の一部をもう一度，致死量の放射線照射後のマウスに移植し，再度，造血ピラミッドが形成されれば，移植した骨髄細胞内に1個以上の造血幹細胞が存在していたことになる．移植に用いた骨髄細胞は一次移植マウスの骨髄の一部にすぎない．また，通常，二次移植のレシピエントマウスは複数である．したがって，この例では一次移植後のマウスの骨髄内で1個の造血幹細胞が自己複製を介して少なくとも複数の造血幹細胞を産生したことを証明している．筆者らは以前，1個の造血幹細胞が移植後いくつくらいの造血幹細胞を産生することができるかを測定したことがあるが，それによると数百から千個位までの造血幹細胞の産生が可能である[9]．

このように造血幹細胞のアッセイには二次移植が必須である．二次移植後も4カ月以上にわたって骨髄球系造血系再構築を示せば，自己複製能ありと判断し造

血幹細胞と考えてよい．遅延型造血幹細胞の例もあり，リンパ球系への分化能は必須条件ではないと考えている．しかし，複数の造血幹細胞を含む細胞集団を移植した場合は，二次移植後に3細胞系譜の再構築が観察されることが多く，従来の判定基準がそのまま適用される．遺伝子改変マウスの造血幹細胞を調べる場合にも同様な判定基準を用いて問題はない．しかし，各細胞系譜への分化に異常を伴う場合には連続移植において造血幹細胞集団を解析しなければならず特別の配慮が必要となる．純化した造血幹細胞を用いた in vitro コロニーアッセイは骨髄球系の分化異常の有無を調べるために非常に有効である．なお，二次移植可能であることは白血病幹細胞の判定基準としても重要である．

5.7 造血幹細胞の制御機構

　成体骨髄中の造血幹細胞はニッチと呼ばれる微小環境下にあり制御されている（図5.4）．ニッチの概念をはじめて提唱した Schofield はニッチを幹細胞が幹細胞としての性質を維持するためのスペースであり，分裂してニッチから逸脱した細胞は成熟血球へと分化を開始すると考えた[10]．すなわち，ニッチの機能を幹細胞の数と運命の制御と仮定したである．最初に，ニッチの主要構成細胞は骨芽細胞であり，骨芽細胞数と造血幹細胞数に正の相関があると報告された[11,12]．その後，血管内皮細胞，細網細胞，間葉系幹細胞，シュワン細胞，マクロファージなどもニッチ構成細胞の一員であると報告され，ニッチによる造血幹細胞の制御は単純なモデルでは説明しにくいのが現状である．Schofield のモデルは生殖幹細胞ニッチではよく適合することが知られているが，造血幹細胞ニッチにおいて，このモデルが検証されるまでにはまだ時間がかかりそうである．

　通常，ほとんどの造血幹細胞は休眠状態（細胞周期の G_0 期）にある（図5.4）．マウスの場合，約1カ月に1度の頻度で細胞周期に入る．これまでの研究は造血幹細胞の休眠状態の維持にニッチが重要な働きをすることを示している．ニッチが産生する TGF（transforming growth factor）-β1, Angiopoietin-1[13] には造血幹細胞を休眠状態に維持する作用がある．造血幹細胞の休眠状態維持には PI3K（phosphatidyl-inositol-3 kinase）-Akt-Foxo3 のシグナル伝達系が抑制さ

れていることが重要とあると考えられている[14]．PI3K はホスファチジルイノシトール-4,5-二リン酸（PIP2）の3位をリン酸化してホスファチジルイノシトール-3,4,5-三リン酸（PIP3）を産生する．PIP3 は主に Akt を活性化し Foxo3 をリン酸化する．造血幹細胞の休眠状態では Foxo3 は核内に局在するが，活性化された Foxo3 は細胞質へと移動する．非活性化状態の Foxo3 が休眠状態の維持に必須の役割を果たしていると想定されていた．実際，Foxo3 のコンディショナルノックアウトマウスの造血幹細胞を解析してみると，造血幹細胞は移植後に G_0 期に戻れなくなるため，連続した自己複製分裂によって疲弊し，最終的に分化してしまうことがわかった[15]．さらに，最近，CKI（cyclin-dependent kinase inhibitor）の $p27^{Kip1}$ と $p57^{Kip2}$ が造血幹細胞の G_0 期の維持に重要な役割を果たしていることが明らかにされた[16]．G_0 期の造血幹細胞においてはこれらの CKI は細胞質にあって Cyclin D の核内への移動を阻害している．核内にある Foxo3 と CKI はどのように関連しているのか興味深い．

休眠状態にある造血幹細胞は周期的に細胞周期に入るが，全身の骨髄内に広く分布する多数の造血幹細胞の細胞周期をどのような機構によって統括的に制御しているのかまったく不明である．骨髄から造血幹細胞を取り出して（造血幹細胞が発現する複数の細胞表面マーカーを用いて造血幹細胞集団を「純化」することが可能である），培養皿のなかで細胞分裂を誘導することができる．造血幹細胞はサイトカイン受容体である c-Kit 受容体と c-Mpl 受容を発現している．そこで，c-Kit 受容体のリガンドである SCF と c-Mpl 受容体のリガンドである TPO

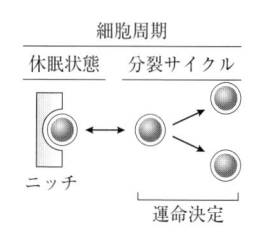

図 5.4 造血幹細胞の細胞周期と運命選択
通常，造血幹細胞は骨髄ニッチに存在し細胞周期の G_0 期（休眠状態）を維持している．分裂刺激が与えられると，分裂を介して，分化，自己複製，アポトーシスなどの運命の選択が起きる．

5.7 造血幹細胞の制御機構

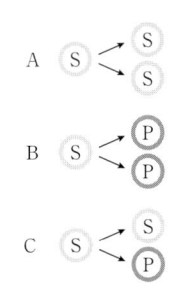

```
A   S →  S
         S

B   S →  P
         P

C   S →  S
         P
```

図 5.5 造血幹細胞の分裂様式
A：対称性自己複製分裂，B：対称性分化分裂，
C：非対称性分裂
（A の分裂の頻度）＞（B の分裂の頻度）の場合，造血幹細胞プールは増大する．（A の分裂の頻度）＜（B の分裂の頻度）の場合，造血幹細胞プールは縮小する．
S：造血幹細胞，P：造血前駆細胞．

（thrombopoietin）を培養液に添加すると造血幹細胞を効率よく細胞分裂させることができる．培養における**娘細胞の解析**（paired daughter cell assay）は必ずしも成体内の分裂そのものを模倣していないが，非対称性分裂のメカニズムを追及するうえでの恰好の実験モデルを提供している．

　造血幹細胞は細胞分裂を介して自己複製するか分化するかの選択をする（図 5.4）．ある頻度でアポトーシスも起こすと考えられるがそのメカニズムはよくわかっていない．図 5.5 に示すように，三つの代表的分裂様式によって造血幹細胞の運命決定が起きると考えられる．1 個の造血幹細胞から 2 個の造血幹細胞が産生される確率（図 5.5A）と 1 個の造血幹細胞から 2 個の分化することが運命づけられた細胞（分化にコミットした細胞で通常前駆細胞と呼ばれる）が産生される確率（図 5.5B）が等しい場合，造血幹細胞の総数（プールサイズ）は一定に保たれる．それは，非対称性分裂（図 5.5C）では一方の娘細胞が造血幹細胞として残り，他方の娘細胞が前駆細胞となるためである．正常の成体の恒常的造血ではこのようにして造血幹細胞数を一定に保持していると考えられる．一方，何らかの原因で造血障害を受け，造血が回復する過程（たとえば骨髄移植後の早期の段階）では，特別なニッチ因子の作用によって，対称性分裂のなかで自己複製の確率が分化の確率を上回り，一時的に造血幹細胞が増加すると考えられる．また，後述するような発生過程においても対称性の自己複製分裂を誘導するニッチ因子

の存在が想定される．いずれの場合のニッチ因子についてもいまだ同定されていない．これらのニッチ因子は造血幹細胞を利用した再生医療に非常に役立つと考えられ，今後の研究に期待が寄せられる．

造血幹細胞の自己複製と分化の分子メカニズムの解明は幹細胞生物学のなかでも最重要課題の一つである．近年，ノックアウトマウスを用いた機能解析から，造血幹細胞の分化と自己複製に関与する多くの分子が明らかとなってきた．一般的には細胞分化（あるいは分化した細胞の特性）は発現する転写因子の組合せによって規定され，自己複製を含む細胞増殖は細胞内シグナル分子の活性化に依存していると考えることができる．ある転写因子のノックアウトマウスでは特定の細胞系譜への分化障害が起きる．たとえば，Gata1 を欠損すると赤芽球分化障害が，Pu.1 を欠損すると好中球分化障害が，Pax5 を欠損すると B 細胞分化障害が起きる．

アダプタータンパク質の **Lnk** は造血幹細胞において TPO/cMpl シグナルの下流で自己複製を負に制御している．Lnk 欠損マウスでは造血幹細胞数が増加しているばかりか，個々の造血幹細胞の自己複製能が高い．このことは Lnk を欠損した造血幹細胞では正常と比較して TPO に反応して対称性の自己複製を起こす確率が高いことで説明できる[17]．造血幹細胞において Lnk ないしその標的分子を一時的に阻害することができれば，人為的に造血幹細胞の自己複製を増強できる可能性がある．

非対称性分裂は多細胞動物が多様性を獲得するための基本的生命現象であり，きわめて重要である．ショウジョウバエの神経幹細胞（neuroblast）における非対称性分裂が有名であるが，分子メカニズムの解明が最も進んでいる実験モデルである．神経細胞が分裂する際に運命決定因子 Prospero や Notch シグナルの負の制御因子である Numb などが娘細胞間で不均等に分配される．これらのタンパク質が分配されたほうの娘細胞が分化し，他の娘細胞が幹細胞として維持される．さらに，興味深いことは発生過程にある神経幹細胞が自己複製分裂する回数が決まっており，最終的に産生される神経細胞の数が決まっている．

造血幹細胞の非対称性分裂でもショウジョウバエと同様な分子機構があるのではないかと長年考えられてきた．造血幹細胞では複数種の異なる細胞がニッチを構成しているうえ，造血幹細胞は遊走性が高いので，骨髄内の特定の解剖学的位

置に造血幹細胞をみつけることができない．そのためニッチを軸とした非対称性分裂の解析が困難であった．しかし，最近，造血幹細胞においても **Numb** が娘細胞間で不均等に分配され，分化誘導に関与していると報告された[18]．筆者らも以前 Numb の関与を疑って解析したが，造血幹細胞における Numb の発現はきわめて微弱で，培養によって多少増加するものの，明確な不均等分配は検出できなかった．Numb の関与を含め，造血幹細胞における非対称性分裂のメカニズムについては今後の研究に委ねたい．

5.8 造血幹細胞の発生

1個の受精卵から1個体が発生する初期過程は神秘的でさえある．造血幹細胞がいつどこでどのようにして発生し，結果として成体になるまでに1万個を超える造血幹細胞集団を形成するかを明らかにすることは再生医学の観点からきわめて重要である．造血幹細胞は培養皿のなかで比較的容易に分化させることができるが，その反面，自己複製だけを誘導するのはいまだに困難である．造血幹細胞の発生機序が明らかとなれば，造血幹細胞を自由に体外で増やすことができるかもしれない．

造血幹細胞は旅をしながら成長するともいわれる．造血幹細胞は**卵黄嚢**ないし大動脈・性腺・中腎（aorta-gonad-mesonephros：AGM）領域から発生する．胎生 7.0 日目頃の卵黄嚢に血管を観察できる．血管の切片を顕微鏡下で観察すると血管内に有核赤血球やマクロファージなどからなる血液集団が観察される．これを**血島**（blood island）という（図 5.6）．血島形成には血管内皮細胞と血球の共通先祖であるヘマンジオブラストが重要な役割を果たすと考えられている．この時期の血島内に造血幹細胞は検出されない．この時期における卵黄嚢造血の主な役割は一時的な赤芽球造血であり，**一次造血**と呼ばれる．胎生 9.5 日になると卵黄嚢内でもリンパ球系前駆細胞産生を含む**二次造血**が開始する．また，新生仔をレシピエントとした場合に造血系再構築能を示す造血幹細胞も出現する．まったく同時期に AGM にも造血幹細胞を検出できる．しかし，造血幹細胞はそれぞれの組織に1個体当たり1個未満である．マウスの心臓は胎生 8.5 日頃に拍動し

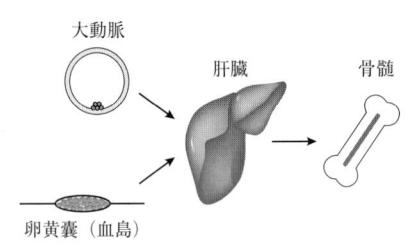

図 5.6 造血幹細胞の発生
胎仔期の造血幹細胞は卵黄嚢の血島と呼ばれる部位ないし大動脈の腹側部位から発生する．その後，肝臓へ移動しその数を増大する．最終的に骨髄へ移動し，生涯にわたって血球を産生し続ける．

始め血液の循環が始まる．そのため，胎生 9.5 日には卵黄嚢と AGM 領域間に血液循環があるため，検出された造血幹細胞の起源が卵黄嚢か AGM 領域なのか，あるいは両方なのか不明のままである．AGM 領域のなかでも大動脈ないしその周辺から造血幹細胞が発生することがわかっており，造血幹細胞の発生部位は AGM というより大動脈とすべきという意見もある．この領域における造血幹細胞の活性は胎生 11.5 日にピークを迎え，その後，急激に造血幹細胞は消失する．なお，AGM 領域では成熟血球の産生は起こらず活発な造血組織としての役割はない．

胎仔肝臓は二次造血の場としてよく知られている．胎生 11.5 日頃から肝臓内で赤血球系造血が盛んとなる．赤芽球が脱核して成熟赤血球が産生される．胎仔期の肝臓は造血組織がほとんどで肝臓特有の類洞構造はまだない．造血幹細胞がはじめて検出されるのは胎生 12.5 日の肝臓である[19]．これらの幹細胞は成体骨髄中の造血幹細胞と同等あるいはそれ以上の能力を持ち，成体マウスをレシピエントとして移植した場合に，高い造血系再構築能を示す．少なくとも胎生 11.5 日頃の肝臓内の二次造血は造血幹細胞由来ではなく卵黄嚢由来の前駆細胞が直接肝臓内に移動して，肝臓内で赤芽球へと分化している可能性が高い．胎児期の胸腺は胎生 11.5 日頃にはすでに発生しており，この時期に胸腺内へ移動した前駆細胞が胎生 15.5 日頃の胸腺内 T 細胞へ分化した可能性が高い．成体骨髄の造血幹細胞はすべての血球系に分化する能力を持っている．胎仔肝臓の造血幹細胞もほぼ同等の分化能を持っていると考えてよい．造血幹細胞による造血は二次造血

である．しかし，胎仔肝臓内に発生した造血幹細胞が，たとえば赤血球を生産するためには，少なくとも数週間が必要であり，胎仔肝臓の二次造血は造血幹細胞由来ではないといえる．

　胎仔肝臓における二次造血の役割は発生した造血幹細胞が成熟血球を産生するまでの間，生命維持に必要な赤血球や血小板を産生することにある．この点においては卵黄嚢における一次造血と役割は同等で一時的な血球細胞の供給である．もう一つの重要な役割は造血幹細胞の増幅である．しかし，どのような分子機構によって肝臓内で造血幹細胞数が急激に増加しているのか不明である．これが造血幹細胞の自己複製によるのか，あるいは卵黄嚢やAGM領域に発生した胎仔型の未分化造血幹細胞が肝臓内のニッチ因子によって成体類似型造血幹細胞へと分化したのか非常に興味深い．

　胎仔肝臓における造血幹細胞の出現にほぼ同期して，胎盤内でも造血幹細胞が一過性に増加することが，近年明らかにされた．しかし，その生物学的意義はよくわかっていない．一方，AGM領域における造血幹細胞の発生にほぼ同期して卵黄嚢と胎仔間を結ぶvitelline動脈でも造血幹細胞が発生することが知られており，この時期の造血幹細胞の発生に血管内皮が深く関与している．そのため，造血幹細胞は血管内皮様の細胞であるhemogenic endotheliumから発生すると想定されている．この細胞は未だ同定されていないため，筆者らはこの細胞をpre-stem cellsと位置づけ，その性質を明らかにしようとしている．

　胎生14日頃から脾臓内で，胎生17日頃から骨髄内で造血幹細胞が検出される．肝臓ないし胎盤中の造血幹細胞が順次これらの臓器へ移動を開始すると解釈されている．成体マウスでは脾臓は骨髄とともに，一生にわたって造血幹細胞を維持する造血臓器である[20]．造血幹細胞の発生に関する大きな疑問の一つに，異なる時期に異なる臓器で検出される造血幹細胞が同じ細胞由来であるかどうかということがある．言い換えると，AGM領域に発生した造血幹細胞が肝臓を経て，脾臓ないし骨髄へ移動し，増幅されたのち，成体の造血を維持するかどうかという疑問である．近年，造血幹細胞に限らず，Cre/loxシステムを用いて細胞をマーキングし，追跡する手法が用いられている．この方法を用いてある限定された時期に目的の細胞のみをマーキングすることが可能である．しかし，たとえばRunx1-Creを用いてAGM領域の造血幹細胞をマーキングしたとしても，同

時期に存在した卵黄嚢の造血幹細胞や，まったく別の部位に存在したRunx1発現細胞がマーキングされる可能性も残る．筆者は胎仔組織から分離した造血幹細胞を同じ発生段階の別の胎仔に移植し，その胎仔が成体になるのを待って解析することができれば，この問題は解決するものと考えている．

　骨髄中の総骨髄数と同様に骨髄中の造血幹細胞数は生後約4週で成体のそれとほぼ同等となる．言い換えると，発生過程において増加し続けた造血幹細胞数がプラトーに達するとともに，多くの造血幹細胞が休止期に入る時期であるといえる．体は小さく，性成熟もまだ始まっていない時期であるが，骨髄は成体と同様に成熟段階に達している．胎仔肝臓内造血幹細胞と成体骨髄幹細胞では多少機能が異なる．また，一部の細胞表面マーカーも異なる．生後4週を境に胎仔型造血幹細胞が成体型造血幹細胞に変換されると考えられている[21]．どのような機構でこのようなスイッチがオンとなるか興味深い．

5.9 造血幹細胞の加齢

　「造血幹細胞は加齢するか？」という疑問は古くて新しい．加齢の定義は研究者によって異なるが，加齢の結果，起きる明らかなことは死であり，加齢を死が近づいたときの表現型と定義してはどうであろうか．造血幹細胞にとって死とは自己複製分裂を停止することである．Harrisonらは連続移植の実験系を用いてマウス**造血幹細胞の寿命**はマウス個体の寿命より長いことを報告したが[22]．長期間休眠状態にある造血幹細胞にとって本質的な問題は時間の長さではなく，分裂できる回数である．本来，造血幹細胞の自己複製分裂の回数は限定されている可能性が高いが，最大何回分裂することが可能か不明である．また，過去の分裂回数をどのように記憶しているかも不明である．ヒトの細胞におけるHeyflickの限界はテロメアの長さによって規定されている．マウスのテロメアの長さは30～150 kbとヒトに比較して極端に長い．マウス造血幹細胞においてテロメアが十分な長さを保っていても，移植後には自己複製能が低下する．テロメラーゼを強制発現してテロメアの短縮を防止しても，移植後には自己複製は低下する[23]．よって，造血幹細胞における自己複製分裂の回数はテロメア以外の機構によって

制御されている.

以前,筆者らは加齢マウスから分離した造血幹細胞では骨髄球系とリンパ球系への分化のバランスが乱れ,骨髄球系へ分化しやすいことを報告した[24].高齢者に急性および慢性骨髄球性白血病の罹患率が高いのは骨髄球系に分化しやすくなった造血幹細胞が悪性転化した可能性があり,この論文は広く受け入れられた.しかし,筆者らは老化マウスの造血幹細胞を使ってクローナルな解析を行ったわけではない.この問題をさらに追及するためにはもう一歩踏み込んだアプローチが必要である.造血幹細胞は長生きであるぶん,さまざまなストレスを長期にわたって受け続ける.造血幹細胞にはゲノム DNA の損傷を修復する機構が備わっているが,必ずしもその修復は完全ではなく,加齢に伴いゲノム DNA に異常が蓄積する可能性がある[25].その結果として,分化や細胞周期の制御に異常を生じるのかもしれない.

造血幹細胞研究の領域は多岐にわたり,基本的生命現象の解明に通じるものも多い.筆者がこの執筆を通して痛感することは,この研究領域には多くの重要な課題が未解決なまま残されている事実である.近い将来,読者のなかからこれらの課題に挑戦する若い研究者が現れることを切望している.　　〔依馬秀夫〕

文　献

1) Barnes DW, Loutit JF : Treatment of murine leukaemia with x-rays and homologous bone marrow : II. Br J Haematol 3 : 241-252, 1957
2) Thomas ED, et al : One hundred patients with acute leukemia treated by chemotherapy, total body irradiation, and allogeneic marrow transplantation. Blood 49 : 511-533, 1977
3) Till JE, et al : A Stochastic Model of Stem Cell Proliferation, Based on the Growth of Spleen Colony-Forming Cells. Proc Natl Acad Sci USA 51 : 29-36, 1964
4) Lemischka I : Rethinking somatic stem cell plasticity. Nat Biotechnol 20 : 425, 2002
5) Micklem HS, et al : Competitive in vivo proliferation of foetal and adult haematopoietic cells in lethally irradiated mice. J Cell Physiol 79 : 293-298, 1972
6) Larochelle A, et al : Identification of primitive human hematopoietic cells capable of repopulating NOD/SCID mouse bone marrow : implications for gene therapy. Nat Med 2 : 1329-1337, 1996
7) Takano H, et al : Asymmetric division and lineage commitment at the level of hematopoietic stem cells : inference from differentiation in daughter cell and granddaughter cell pairs. J Exp Med 199 : 295-302, 2004
8) Morita Y, et al : Heterogeneity and hierarchy within the most primitive hematopoietic

stem cell compartment. J Exp Med 207:1173-1182, 2010
9) Ema H, et al: Quantification of self-renewal capacity in single hematopoietic stem cells from normal and Lnk-deficient mice. Dev Cell 8:907-914, 2005
10) Schofield R: The relationship between the spleen colony-forming cell and the haemopoietic stem cell. Blood Cells 4:7-25, 1978
11) Calvi LM, et al: Osteoblastic cells regulate the haematopoietic stem cell niche. Nature 425:841-846, 2003
12) Zhang J, et al: Identification of the haematopoietic stem cell niche and control of the niche size. Nature 425:836-841, 2003
13) Arai F, et al: Tie2/angiopoietin-1 signaling regulates hematopoietic stem cell quiescence in the bone marrow niche. Cell 118:149-161, 2004
14) Yamazaki S, et al: TGF-beta as a candidate bone marrow niche signal to induce hematopoietic stem cell hibernation. Blood 113:1250-1256, 2009
15) Tothova Z, et al: FoxOs are critical mediators of hematopoietic stem cell resistance to physiologic oxidative stress. Cell 128:325-339, 2007
16) Zou P, et al: p57 (Kip2) and p27 (Kip1) cooperate to maintain hematopoietic stem cell quiescence through interactions with Hsc70. Cell Stem Cell 9:247-261, 2011
17) Seita J, et al: Lnk negatively regulates self-renewal of hematopoietic stem cells by modifying thrombopoietin-mediated signal transduction. Proc Natl Acad Sci USA 104:2349-2354, 2007
18) Wu M, et al: Imaging hematopoietic precursor division in real time. Cell Stem Cell 1:541-554, 2007
19) Ema H, Nakauchi H: Expansion of hematopoietic stem cells in the developing liver of a mouse embryo. Blood 95:2284-2288, 2000
20) Morita Y, et al: Functional characterization of hematopoietic stem cells in the spleen. Exp Hematol 39:351-359, 2011
21) Bowie MB, et al: Identification of a new intrinsically timed developmental checkpoint that reprograms key hematopoietic stem cell properties. Proc Natl Acad Sci USA 104:5878-5882, 2007
22) Harrison DE: Normal production of erythrocytes by mouse marrow continuous for 73 months. Proc Natl Acad Sci USA 70:3184-3188, 1973
23) Allsopp RC, et al: Effect of TERT over-expression on the long-term transplantation capacity of hematopoietic stem cells. Nat Med 9:369-371, 2003
24) Sudo K, et al: Age-associated characteristics of murine hematopoietic stem cells. J Exp Med 192:1273-1280, 2000
25) Rossi DJ, et al: Deficiencies in DNA damage repair limit the function of haematopoietic stem cells with age. Nature 447:725-729, 2007

6 生殖系幹細胞

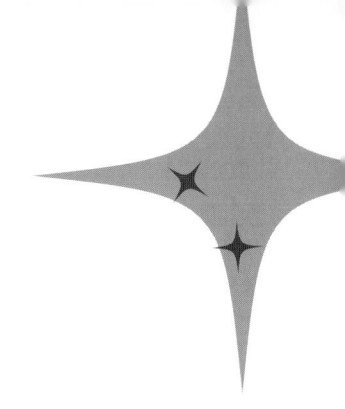

6.1 生殖細胞

　個体発生において，受精卵は，個体を構成するさまざまな細胞に分化し，それぞれの組織を形成する．その過程において分化した細胞はその機能を特化させる一方で，他の細胞系列への分化可塑性を失う．しかしながら個体を構成する細胞系列のなかで，生殖細胞系列はこの一方向性の分化過程に反し，生殖細胞の最終分化産物である卵子と精子は，受精することにより再び個体および胎盤を構成するすべての細胞に分化可能な全能性を獲得するようになる．

　最終的に全能性を獲得するために，生殖細胞は個体発生の早い時期に体細胞系列から分離され，独自の発生運命をたどる．後述するように，その発生過程には他の細胞系列に認められないさまざまな特異的な現象が認められる．特筆すべき点として，生殖細胞系列はその発生過程を通して潜在的な多能性（生殖細胞を含む個体を形成するさまざまな体細胞に分化する能力）を維持していることである．このことは古典的には精巣性や卵巣性のテラトーマがさまざまな分化形態を示す細胞を含んでいることからも明らかであった．また多能性細胞特異的な遺伝子 *Oct3/4* や *Nanog* などは生殖細胞系列のみに発現していること，さらには発生過程の生殖細胞は一定の環境の体外培養下ではさまざまな細胞に分化できる多能性幹細胞となることからも明らかである．生殖細胞系列において多能性が潜在的に維持されるメカニズムは不明な点が多いが，これらは最終産物である精子と卵子の接合体である受精卵が全能性を発揮するうえで必要不可欠であると考えられる．

　生殖細胞系列のもう一つの大きな特徴は，その発生過程が雌雄によって大きく

異なることである.すべての生殖細胞のもとである始原生殖細胞はその発生直後では雌雄間の差は認められないが,妊娠中期に生殖巣と呼ばれる間葉系組織に移動すると周囲の体細胞の性によってその分化過程に雌雄差を生じる.雄の生殖巣は精巣に,雌の生殖巣は卵巣に分化するが,それらの生殖腺のなかにある生殖細胞もそれぞれの性に従い分化する.雄の始原生殖細胞は精巣中で**精子幹細胞**となる.精子幹細胞は自己増殖を行いつつ,減数分裂を介して1倍体の成熟した精子を個体の一生を通じて作り出す.一方,雌の始原生殖細胞は生殖巣に移動した直後に減数分裂前期に移行し卵原細胞となる.卵巣内では一部の卵母細胞がホルモン刺激により発育し成熟した卵子となり排卵される.体細胞の核を卵細胞質内に導入した核移植胚は個体まで発生することから,卵子の細胞質中には全能性を賦与する十分な因子を備えていることが示唆されるが,通常の受精に比べて核移植胚の発生率が低いことは,全能性を獲得するうえでの精子の貢献を示唆している.雌雄の配偶子は形態的に異なるばかりでなく,遺伝子刷り込みのパターンは雌雄で表裏一体となっており,成熟卵子の核もしくは成熟精子の核だけでは発生しない.これらのことは最終的に,雌の配偶子と雄の配偶子が一つになってはじめて個体発生能を有する全能性を獲得することを保証している.

ここではまず個体発生の各段階での生殖細胞系列の発生様式について,順に解説する.それと併行してさまざまな発生段階の生殖細胞から体外培養において誘導される生殖系幹細胞の種類と特徴や,雄の継続的な配偶子形成を保証する精子幹細胞について解説する.

6.2 生殖細胞の発生

6.2.1 受精卵から生殖細胞系列が分岐するまで

a. 受精卵から胚盤胞への発生

個体発生は成熟した配偶子である卵子と精子が受精することにより始まる.ショウジョウバエやゼブラフィッシュなどの発生様式がよく知られている多くの動物種は,受精卵細胞質中にすでに生殖質と呼ばれる特殊な蛋白質やRNAの複合体が認められ,卵割の過程でこの生殖質を取り込んだ割球は生殖細胞になる[1].

これとは対照的にマウスやヒトなどの受精卵はそのような構造は認めず，胚発生の段階でまず体のすべての細胞になることのできる多能性細胞集団を確立し，そのなかから分泌蛋白などによる誘導により生殖細胞が発生する．

受精卵の全能性は着床前に初期胚で起こる卵割の進行に従い失われる．卵割を繰り返した着床前胚は，その桑実胚を経て，受精後（胚齢）3日目には胚盤胞になる．胚盤胞は胚体を形成する多能性細胞集団である**内部細胞塊**（inner cell mass：ICM）と将来の胎盤となる栄養外胚葉（trophectoderm：TE）からなる（図6.1）．この時期にはそれぞれの細胞集団間で遺伝子発現の差異が認められる．ICM には多能性細胞特異的な *Oct3/4* の発現が認められ，TE にはその発生に重要な役割を持つ *Cdx2* や *Eomes* などの発現が認められる．これらの遺伝子発現はお互いに拮抗しあっており，受精卵から最初に分化するこれらの細胞集団の相互排他性を保証していると考えられている．胚盤胞はその後，子宮に着床し，ICM は生殖細胞を含む胚体を形成する原始外胚葉（エピブラスト）と胚膜を形成する原始内胚葉に分岐する（図6.1）．初期のエピブラストは多能性特異的遺伝子 *Nanog* を発現することにより多能性を確保している．一方，原始内胚葉にはその発生に重要な役割を持つ *Gata4* や *Gata6* が発現している．ICM と TE と同様に，Nanog が Gata4 や Gata6 に対して拮抗的に働くことにより，これらの細胞集団間に排他性が保たれている．

b．着床後の発生と原腸陥入胚

エピブラストは急速に分裂すると同時に原始内胚葉由来の組織である臓側内胚葉（visceral endoderm：VE）上に一列に並ぶ上皮様の細胞集団になる．着床後のエピブラストは ICM と同様に多能性細胞特異的な遺伝子である *Oct3/4* を継続的に発現する多能性細胞集団であるが，その一方でエピブラストの発生過程ではさまざまな変化が起こる．たとえば *Nanog* や *Sox2* の発現は次第に減少する．また *Wnt3*, *Nodal* など体細胞の分化に必要な遺伝子群が上昇する[2]．エピブラストの発生過程ではエピジェネティックな特徴も変化する．一つはこの時期に，ゲノム DNA のシトシンメチル化レベルは亢進する．また，雌の胚が持つ2本の X 染色体は初期のエピブラストでは双方で転写が活性化されているが，その発生過程においてどちらか1本の X 染色体が不活性化される．これらの変化に加えエピブラストは隣接する組織である VE や胚体外外胚葉（extraembryonic

6. 生殖系幹細胞

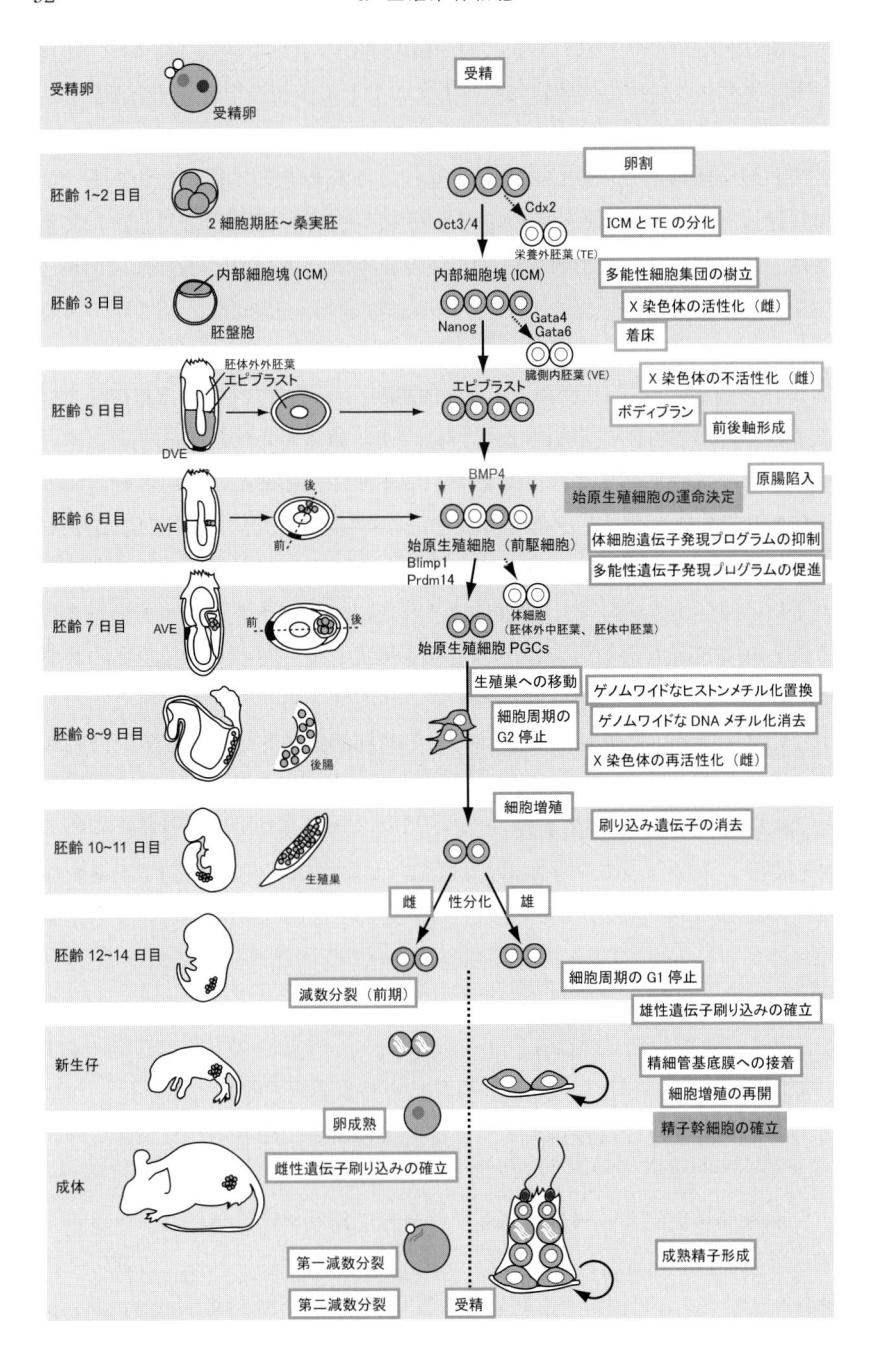

受精卵	受精卵	受精	
胚齢1~2日目	2細胞期胚〜桑実胚	卵割 Oct3/4 ➝ Cdx2 栄養外胚葉 (TE)	ICMとTEの分化
胚齢3日目	内部細胞塊 (ICM) 胚盤胞	内部細胞塊 (ICM) Nanog ➝ Gata4/Gata6	多能性細胞集団の樹立 X染色体の活性化（雌） 着床
胚齢5日目	胚体外外胚葉 エピブラスト DVE	エピブラスト 臓側内胚葉 (VE)	X染色体の不活性化（雌） ボディプラン　前後軸形成
胚齢6日目	AVE　後／前	BMP4 始原生殖細胞（前駆細胞） Blimp1 Prdm14	原腸陥入 始原生殖細胞の運命決定 体細胞遺伝子発現プログラムの抑制 多能性遺伝子発現プログラムの促進
胚齢7日目	AVE　前／後	体細胞 （胚体外中胚葉、胚体中胚葉） 始原生殖細胞 PGCs	
胚齢8~9日目	後腸	生殖巣への移動 細胞周期のG2停止	ゲノムワイドなヒストンメチル化置換 ゲノムワイドなDNAメチル化消去 X染色体の再活性化（雌）
胚齢10~11日目	生殖巣	細胞増殖	刷り込み遺伝子の消去
胚齢12~14日目		雌　性分化　雄	細胞周期のG1停止 雄性遺伝子刷り込みの確立
新生仔		減数分裂（前期）	精細管基底膜への接着 細胞増殖の再開 精子幹細胞の確立
成体		卵成熟 雌性遺伝子刷り込みの確立 第一減数分裂 第二減数分裂　受精	成熟精子形成

ectoderm：ExE）からの分泌蛋白などの作用により位置的な情報が提供され，体軸やそれぞれの予定分化領域が決定される[3]．

c. 初期胚由来の多能性幹細胞

1) 胚性幹細胞　胚盤胞中のICMは特定の培養条件下で多能性を維持しながら無限に増殖する**胚性幹細胞**（embryonic stem cell：**ES細胞**）になる（表6.1）．ES細胞は生殖細胞を含むすべての体細胞に分化する能力を持つ．ES細胞の培養には白血病阻止因子（leukemia inhibitory factor：LIF）が重要な働きを持つ．LIFはシグナル分子STAT3を介してES細胞の増殖や分化抑制を制御する．ES細胞は一方で自身を分化させる線維芽細胞成長因子4（fibroblast growth factor 4：FGF4）を発現する[4]．FGF4はES細胞上に発現するFGF受容体を介してErk1/2を活性化させることによりES細胞の分化を誘導する．FGF受容体からのシグナルを薬剤で阻害することによりES細胞の分化が抑制される．この阻害剤の存在下ではES細胞の分化抑制にはLIFは必須でない．このことから，外部シグナルがない状況下でもES細胞は未分化性を維持する独立的なメカニズムを持つことが示唆されている．これはES細胞の基底状態（ground state）と呼ばれている[5]．

2) エピブラスト幹細胞　着床後の多能性細胞であるエピブラストは塩基性繊維芽細胞成長因子（basic fibroblast growth factor：bFGF）とアクチビンA（activin A）を含む培養条件下で多能性を維持しながら無限に増殖する**エピブラスト幹細胞**（epiblast stem cell：**EpiS細胞**）となる（表6.1）[6,7]．EpiS細胞は多くの部分でES細胞と異なっている．EpiS細胞は胚盤胞に導入しても個体にはほとんど寄与しない．また遺伝子発現は着床後のエピブラストと類似している．

図6.1(p.92)　生殖細胞系列の発生

受精卵は卵割を繰り返し内部細胞塊と栄養外胚葉からなる胚盤胞になる．胚盤胞の内部細胞塊の一部は着床後にエピブラストとなる．エピブラストの一部は胚体外外胚葉から分泌されるBMP4により始原生殖細胞に分化する（始原生殖細胞の運命決定）．この時期に生殖細胞系列と体細胞系列が分岐する．始原生殖細胞は生殖巣に移動し，雌雄に応じた過程を経て，雄は精子に，雌は卵子に分化する．図中に示してあるように，生殖細胞系列にはさまざまな特異的な発生過程が含まれる．これらは全能性を再獲得するうえで重要な発生過程であると考えられる．出生後の精巣において個体の一生を通じて精子を作り出す精子幹細胞が確立される．精子幹細胞は成体において自己増殖と分化を同時に行う唯一の生殖細胞系列の幹細胞である．

表 6.1 体外で培養可能な生殖細胞系列由来の幹細胞の種類

細胞株	細胞の起源	培養条件	性状	多能性の評価			遺伝子刷り込み
				テラトーマ	キメラ	生殖系列への寄与（方法）	
ES 細胞	胚盤胞（内部細胞塊）	LIF + FCS LIF + 2i 3i	多能性	○	○	（キメラ個体） ○（PGC 様細胞誘導と精細管内移植）	Parental
EpiS 細胞	エピブラスト	bFGF + ActivinA	多能性	○	×	×	Parental
EG 細胞	始原生殖細胞（胚齢8-12日）	LIF + bFGF + SCP[*1] LIF + 2i	多能性	○	○	○（キメラ個体）	Erased[*2]
GS 細胞	精原細胞	GDNF + LIF + bFGF + EGF	単能性（雄性生殖細胞）	×	×	○（精細管内移植）	Paternal
mGS 細胞	精原細胞（GS 細胞）	LIF + FCS	多能性	○	○	○（キメラ個体）	Paternal

*1：樹立された EG 細胞の維持には bFGF および SCF は必要ではない．
*2：遺伝子刷り込みの消去状態は起源の PGCs の発生段階や性別により異なる．

EpiS 細胞の体外培養下でのコロニーの形態は ES 細胞に比べ大きく扁平であり，継代時に単一細胞まで解離すると生存率が著しく低下する．さらには雌の EpiS 細胞においては 1 本の X 染色体の不活性化が認められる．

6.2.2 始原生殖細胞
a. 始原生殖細胞の初期分化

すべての生殖細胞のもとである始原生殖細胞（primordial germ cells：PGCs）は胚齢 6 日目の胚のエピブラストから分化する[8]（図 6.1）．この分化にはエピブラストに隣接する ExE が重要な役割を果たす．将来 PGCs になるエピブラストの細胞は最も ExE に近い部位に位置している[9]．これは ExE が PGCs の分化に必須の骨形成因子 4（bone morphogenetic protein 4：BMP4）を分泌し，隣接するエピブラストの細胞を PGCs へと分化させるためである[10]．

BMP4 により PGCs への分化が誘導されたエピブラストの細胞は転写因子 *Blimp1*（*Prdm1*）や *Prdm14* を発現する．*Blimp1* はエピブラストが PGC へ分化する過程で最も初期に発現する遺伝子の一つであり，*Blimp1* を欠損したマウス胚では PGCs の発生はその初期段階で阻害される[11]．興味深いことに，*Blimp1* を欠損した PGCs は，本来抑制される体細胞遺伝子の発現が認められる．この時期のエピブラストは VE や ExE からのシグナルによりさまざまな体細胞へ分化

する段階にある．このことから，PGCs への運命決定はエピブラストの細胞において元来実行されている体細胞遺伝子発現プログラムを Blimp1 の発現によって抑制することにより起こると考えられる（図 6.1）．Blimp1 により運命決定を受けた PGCs は胚齢 7 日目までに多能性細胞特異的な遺伝子 Nanog や Sox2 を再発現する[12]（図 6.1）．後述するように，これらの遺伝子発現は PGCs の初期分化に続いて起こるエピゲノムリプログラミングにおいて重要であると考えられる．

Prdm14 の発現は Blimp1 の発現に続いて PGCs に特異的に認められる．Prdm14 も Blimp1 と同様に発生初期の PGCs の運命決定において重要な役割を持つ[13]．興味深いことに，Prdm14 を欠損した PGCs では，Sox2 の再発現が認められない．また後述するエピゲノムリプログラミングや多能性細胞である胚性生殖（embryonic germ：EG）細胞への脱分化能が著しく阻害されている．このことは Prdm14 が Sox2 などの下流の遺伝子群を制御することにより，PGCs で起こるエピゲノムリプログラミングを誘起していることを示唆している．

b．PGC 特異的な遺伝子発現とエピゲノムリプログラミング

1）PGCs に特異的な遺伝子発現プログラム　　PGCs の初期発生過程において特異的に発現が上昇する遺伝子群のなかには，Nanog や Sox2 に加えて，Klf2, Klf5, N-myc がある．興味深いことに，これらは iPS 細胞の作製に重要な働きを持つ遺伝子である．Oct3/4 はエピブラストから PGCs まで継続して発現していることから，発生初期の PGCs には iPS 細胞の作製に必要な因子をすべて揃えていることになる．このことは iPS 細胞の作製過程と PGCs の発生過程で起こるリプログラミングの相同性を示唆している．

上記の転写因子に加え，PGCs ではエピジェネティック修飾に関連する遺伝子群が特異的な発現制御を受ける．たとえば DNA のメチル化酵素である Dnmt3b は PGCs で特異的に発現が抑制される．また細胞周期の S 期に新たに合成された DNA 鎖に鋳型の DNA 鎖と同様のメチル化パターンを付加するために必要な因子である Uhrf1（Np95）の発現は PGCs で特異的に抑制される．また，ヒストン H3 の 9 番目のリジンのメチル化酵素である Ehmt1（Glp）は PGCs で特異的に抑制される．これらの遺伝子の発現抑制は，後述する PGCs で観察されるエピゲノムリプログラミングの現象と深くかかわっていることが示唆されている．

2）PGCs に特異的なゲノムワイドなエピゲノムリプログラミング　　PGCs

は初期分化ののちに，ゲノムワイドなエピゲノムリプログラミングが起こる．これは生殖細胞の最終分化産物である卵子や精子が全能性を獲得するために重要であると考えられている．PGCs で起こるエピゲノムリプログラミングは，ゲノムワイドなヒストン修飾の置換，DNA メチル化レベルの低下と遺伝子刷り込みの消去，雌における X 染色体の再活性化があげられる（図 6.1）[14]．ゲノムワイドなヒストン置換では，ヒストン H3 の 9 番目のリジンのジメチル化（H3K9me2）が減少するとともに，ヒストン H3 の 27 番目のリジンのトリメチル化（H3K27me3）が亢進する[15]．H3K9me2 の減少には，そのメチル化を触媒する酵素である *Ehmt1* の発現低下が関連している可能性がある．PGCs で観察される H3K9me2 の減少と H3K27me3 の亢進の生理的意義は不明であるが，未分化状態の ES 細胞において発現が抑制されている分化細胞特異的な遺伝子の領域には H3K27me3 と遺伝子発現を促進するヒストン H3 の 4 番目のリジンのトリメチル化（H3K4me3）が共存する特徴的なパターンが認められることから，PGCs においても分化細胞特異的な遺伝子を同様のメカニズムによって抑制している可能性がある．ヒストンのメチル化に加え，この時期の PGCs ではゲノムワイドな DNA のシトシンメチル化レベルは著しく低下する[16]．現在までに PGCs で起こるゲノムワイドな脱メチル化が，どのようなメカニズムにより行われているかについては明らかではない．

3) **PGCs における遺伝子刷り込みの消去と雌雄特異的な再確立**　受精卵はそれぞれの配偶子（卵子または精子）由来のゲノムを持つ．個体において，一部の遺伝子は由来の決まったどちらか一方のゲノムのみから発現する．この現象を**遺伝子刷り込み**という[17,18]．この特異的な遺伝子発現様式は，それぞれの配偶子が特異的に持つエピジェネティック修飾の差異に起因する．刷り込みを受ける遺伝子の制御領域は DNA のメチル化状態が精子と卵子で異なり，それぞれが独立して受精卵に持ち込まれることで遺伝子発現制御の差異が生じる．遺伝子刷り込みは単為発生や雄性ゲノムのみでの発生を抑制する．個体において体細胞のゲノムはそれぞれの配偶子から持ち込まれた遺伝子刷り込みの状態をほぼ維持する．しかしながら生殖細胞は減数分裂後に生じる配偶子に均一な状態のゲノムを分配するために，刷り込み状態を一度消去したのちに雌雄それぞれの配偶子に応じた刷り込み状態に再編成する．

この刷り込み状態の消去は PGCs で行われる．その消去の開始時期は一定ではないが，生殖巣に到達する時期の PGCs では遺伝子刷り込みの消去は開始されている[19]．その消去は胚齢 13 日前後までにはほぼ終了し，それぞれの性に応じた生殖細胞の分化に備える．雌雄に応じた新たな遺伝子刷り込み状態の確立は，雌では出生後に卵子が成熟していく過程で，雄では胚齢 17 日前後から出生にかけて行われる．この新たに確立される遺伝子刷り込みには DNA メチル化酵素 Dnmt3a や Dnmt3l が重要な役割を担っており，実際にこれらが欠損したマウスでは配偶子における遺伝子刷り込みの確立が起こらない[20, 21]．

6.2.3　生殖細胞の性特異的な発生

　胚齢 7 日目に尿膜基部に位置する PGCs は，胚齢 8 日目から 9 日目にかけて，後腸のなかを頭方に向かって移動する（図 6.1）．その後胚齢 10 日目に後腸から背側の腸間膜組織を経て，将来の卵巣もしくは精巣になる生殖隆起に移動する．生殖巣に到達した始原生殖細胞は，その後の発生に雌雄差が現れる．胚齢 12 日目には，始原生殖細胞は生殖巣の体細胞の影響により発生運命が決定され，雌では**卵原細胞**（oogonium），雄では**前精原細胞**（gonocyte）に分化する．

a.　生殖巣の性決定

1）雄の生殖巣の精巣への分化　　始原生殖細胞の性決定には生殖巣の体細胞が決定的な役割を果たす．Y 染色体を持つ胚の生殖巣は，性決定遺伝子 *Sry* の発現により雄性化する．*Sry* は胚齢 11 日目前後の生殖巣の体細胞に一過性に発現する．この一過性の発現のタイミングは重要であり，たとえば遺伝子操作により異時性に *Sry* を発現させても生殖巣の雄性化は十分に起こらない[22]．*Sry* は *Sox9* の発現を引き起こし下流の遺伝子群を制御することにより雄性化を行う．*Sox9* の発現した生殖巣の細胞はセルトリ細胞に分化する．これと並行して隣接する中腎の一部の体細胞が生殖巣に移動する．中腎から生殖巣に移動した細胞は筋様細胞や内皮細胞に分化し精巣特異的にみられる精巣索を形成する．また一部はライディッヒ細胞に分化する．精巣索は生殖細胞を取り囲むようにセルトリ細胞が並び基底膜を介してその外側を筋様細胞が並ぶ．精巣索間の間質領域にはライディッヒ細胞や血管組織が存在する（図 6.2）．これらの精巣索の構造は出生後の精子幹細胞のニッチの形成に重要な役割を担うと考えられている．

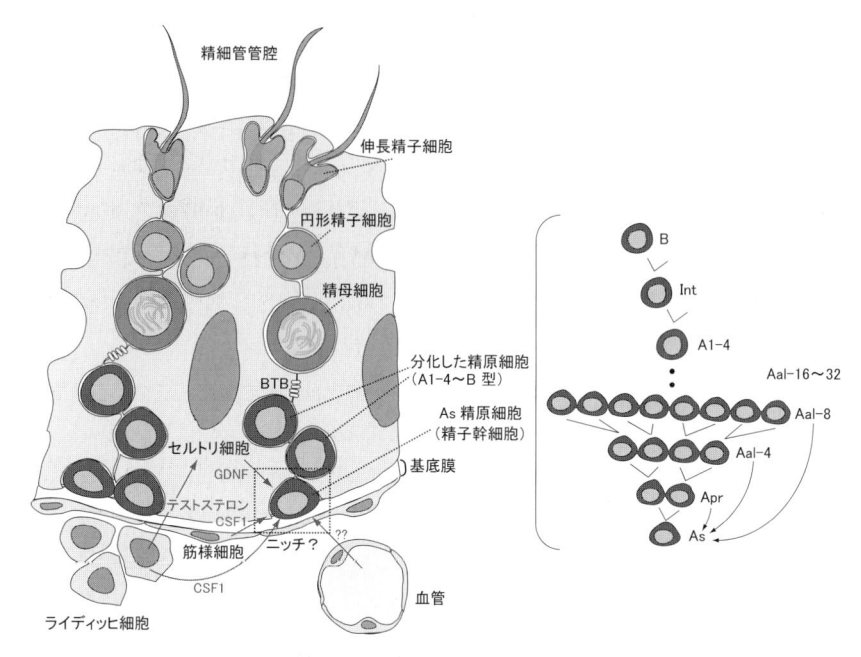

図 6.2 精子形成と精子幹細胞を取り囲む微細環境

精子幹細胞から始まる精子形成はセルトリ細胞の細胞間隙で行われる．精原細胞から精母細胞，精子細胞を経て，成熟精子が精細管管腔に放出される．減数分裂を行う精母細胞と精原細胞の間には，タイトジャンクションにより区切られた血液精巣関門（BTB）が存在する．精子幹細胞は血液精巣関門より基底側のニッチに存在すると考えられている．ニッチの条件としては，セルトリ細胞から分泌される GDNF や血管から供給される物質，さらにはライディッヒ細胞や筋様細胞から分泌される CSF1 があげられるが，その詳細は明らかではない．精原細胞は，さまざまな分化過程を含んだ細胞集団である．精子幹細胞の維持は A_s 細胞の自己増殖により行われていると考えられてきたが，近年の研究により A_{pr} や A_{al} 精原細胞も精子幹細胞となる性質を維持していることが明らかになった．

2) 雌の生殖巣の卵巣への分化

雄の生殖巣に比べて，雌の生殖巣は性決定時の形態的な変化は小さい．しかしながら雄と同様に胚齢 12 日目以降の雌の生殖巣では，さまざまな特異的な遺伝子発現や細胞分化が認められる．*Wnt4* や *Foxl2* は胚齢 11 日目から雌の生殖巣に発現する．これらの雌特異的な遺伝子発現は，将来の卵巣で卵胞の形成に必須な顆粒膜細胞や莢膜細胞の初期分化を促進する．顆粒膜細胞は生殖細胞の周辺を取り囲み，出生後の卵胞形成と卵の成熟を促す．興味深いことに *Wnt4* を欠損した雌のマウス胚の生殖巣は卵巣への分化が起こらず，精巣様に分化する[23]．この精巣様の組織は，精巣索の形成は認められないが，ライディッヒ細胞やテストステロンの産生，ウォルフ管の発達が認めら

れる．この事実は積極的に卵巣に分化するメカニズムの存在を示唆している．

b. 生殖細胞の性決定

　生殖巣の体細胞の性決定に応じて，生殖巣内に存在する始原生殖細胞は胚齢12日以降に性特異的な分化過程に入る．卵原細胞はただちに減数分裂に移行し，減数前期の複糸期まで進行した状態で出生する（図6.1）．個体の性成熟まで減数分裂は再開されることなく，卵原細胞は原始卵胞として卵巣内にとどまる．その後，個体の性成熟に伴い一部の原始卵胞が卵胞への発達を開始する．一方，前精原細胞は胚齢15日前後まで増殖したのち，細胞周期を G1 で停止し，出生直後に細胞分裂を再開する（図6.1）．細胞分裂を再開した前精原細胞は**精原細胞**（spermatogonium）と呼ばれ，その一部が個体の一生を通じて精子を作り出す精子幹細胞となる．性分化前の始原生殖細胞を生殖巣の細胞と分離して培養すると雌雄ともに減数分裂へ移行することや，この減数分裂への移行は雄の生殖巣の体細胞との共培養により阻害されることから，雄化した体細胞が減数分裂を阻害し前精原細胞への分化を促していると考えられる．これまで減数の移行を誘導，または阻害する因子は長らく不明であったが，近年になってレチノイン酸（retinoic acid：RA）代謝機構が関係している可能性が示されている．

　1）雌の生殖細胞の運命決定　　卵原細胞は胚齢13日目前後に生殖巣のなかで減数分裂に移行する．この減数分裂への移行は中腎で産生される RA により誘導される．卵原細胞は直接 RA と反応し減数分裂へ移行する．対照的に RA のアンタゴニストと培養した卵原細胞において減数分裂が阻害される．減数分裂に移行した卵原細胞は多能性細胞特異的な遺伝子（*Oct3/4, Sox2, Nanog, Stella* など）の発現が急速に低下する．このことはそれまで生殖細胞系列に維持されてきた潜在的な多能性が減数分裂に移行する際に一時的に失われることを示唆している．後述するように，実際に多能性細胞である EG 細胞への脱分化能は減数分裂に移行した卵原細胞では失われる．多能性細胞特異的な遺伝子のうち *Oct3/4* や *Sox2* などは卵形成の段階で再発現する．卵形成は多能性に代わり全能性の構築に重要な段階であると考えられるため，この時期に再発現するこれらの遺伝子の役割は興味深い．

　2）雄の生殖細胞の運命決定　　前精原細胞は胚齢15日目前後に生殖巣のなかで細胞周期を G_1 で停止する．雌とは対照的に前精原細胞は雄の生殖巣の体細

胞の存在下で減数分裂が抑制される．これは雄の生殖巣の体細胞に発現するRA分解酵素Cyp26b1により，局所的なRAの濃度を抑えているためと考えられている．実際に*Cyp26b1*が欠損した雄の胚の生殖細胞は減数分裂へ移行する[24,25]．これと同様に胚齢12日目の生殖巣を過剰量のRAやRAアゴニストと培養すると，生殖細胞は減数分裂に移行する．生殖巣の体細胞における*Cyp26b1*の発現は胚齢12日目から13日目に強く認められ，その後は減退する．それ以降の減数分裂の抑制には雄の生殖細胞に特異的に発現する遺伝子*Nanos2*が中心的な役割を果たしている．*Nanos2*を欠損した雄のマウス胚の生殖細胞は胚齢14日目に減数分裂に移行し細胞死を起こす．また*Nanos2*を雌のマウス胚の生殖細胞に発現させると，減数分裂への移行が抑制される[26]．これらのことからNanos2はこの時期の減数分裂移行の抑制に必要かつ十分な分子であると考えられる．

6.2.4　PGCsの多能性胚性生殖細胞への脱分化

PGCsは*Oct3/4*, *Sox2*, *Nanog*などの多能性細胞特異的な遺伝子の発現が認められるにもかかわらず単能性を維持する．たとえば，PGCsを胚盤胞に導入しても個体には寄与しない．さらにPGCsを精巣に移植すると，多能性細胞が移植されたときに起こるようなテラトーマの出現をほとんど認めず，移植されたPGCsは精子にまで分化する[27]．

しかしながらPGCsは潜在的な多能性を維持する．松居らはPGCsを体外で培養する過程で，PGCsが多能性幹細胞に移行することを発見した[28,29]．この細胞は**胚性生殖細胞**（embryonic germ cell：**EG細胞**）と呼ばれ，ES細胞と同様に多能性を維持しながら体外培養において無限に増殖し，胚盤胞に導入することにより個体に寄与する．ES細胞とEG細胞は遺伝子刷り込みの状態に若干の差異は認められる以外は同一の特徴を持つ（表6.1）．興味深いことにEG細胞は胚齢8日目から12日目の間のPGCsから誘導される．このことはPGCsが潜在的多能性を維持している細胞集団であることを示していると同時に，性分化以降はその細胞性質を変化させている様子をうかがわせる．後述するように雄の精子幹細胞においても潜在的多能性は維持されていることから，胚齢13日目以降にEG細胞への脱分化能が失われることは，少なくとも雄については潜在的多能性が喪失するのではなく，脱分化のための条件が変化するためであると考えられる．

6.3 生殖細胞の配偶子形成と幹細胞

　雌雄の配偶子形成における大きな相違点は幹細胞の維持と分化様式である．精子形成においては精子幹細胞が個体の一生を通じて維持されるのに対して，卵子形成においてはそのような幹細胞の存在は明らかではない．生殖細胞系列において精子幹細胞は恒常的に自己複製と分化を繰り返す唯一の幹細胞である．精子幹細胞はその自己複製と分化が精巣という限られた器官のなかで起こることや，その様子が比較的観察しやすいこと，さらには他の個体の精巣へ移植することにより幹細胞活性の評価が容易であることなどから，幹細胞研究のモデルとして注目されている．また精子幹細胞は特定の体外培養条件下で幹細胞の性質を維持したまま増殖する．興味深いことに体外で培養された精子幹細胞の一部はES/EG細胞のような多能性幹細胞に脱分化する．これは始原生殖細胞での潜在的多能性が精子幹細胞まで維持されていることを示唆している．

6.3.1　精巣の構造と精子形成

　哺乳類の精巣は精細管という管状の構造が折り畳まれた状態で収納され，その精細管の間を間質組織（ライディッヒ細胞，血管，リンパ管など）が充填し，その外側を白膜が覆っている．精子幹細胞の自己増幅と精子形成は精細管の内部で行われる．6.2.3項a.1）で述べたように，精細管の構造は最外層に筋様細胞が並び，その管腔側に細胞外基質を主成分とした基底膜がある．その内側にはセルトリ細胞どうしが接着しており，その細胞質を円柱状に管腔の内側に向かって伸展している．精子形成は基底膜と管腔側で接する精子幹細胞から始まり，セルトリ細胞の間隙を縫うようにして行われる（図6.2）．精子形成細胞は分化の進行にしたがい精細管の管腔側に向かって移動し，精子に分化するとセルトリ細胞から離れて，管腔中央を通って精巣上体へ移動する．一つのセルトリ細胞は多数の精子形成細胞と接触しその分化を助けるとともに，基底膜に近い部分ではタイトジャンクションにより血液精巣関門を形成している．これは減数分裂時の組換えにより生じたアロ抗原を持つ精母細胞や精子細胞を，個体の免疫から隔離する働きを持つと考えられている．精子幹細胞はセルトリ細胞どうしのタイトジャンク

ションの基底側と基底膜の管腔側の限られた部位に存在する.

6.3.2 出生後の前精原細胞から精原細胞への分化

　胎生期の前精原細胞は細胞周期を G_1 で停止しており，精細管の内腔に基底膜とは離れた状態で存在する．前精原細胞は出生5日目にかけて精細管の基底側に接着し精原細胞となり増殖する．精原細胞の基底膜への接着はその生存に必須であると考えられており，基底膜に接着せず内腔に残留する前精原細胞は細胞死により排除される．この間の精原細胞には特徴的な遺伝子発現の変化が認められ，それらを指標にした幹細胞としての活性が明らかになっている．出生前後の精原細胞には接着分子である *Alcam* の発現が一過性に上昇する．この接着分子は基底膜への接着に関与している可能性が示唆されている[30]．この時期には GTP 結合蛋白である Nucleostemin が細胞ごとに異なったレベルで発現する．Nucleostemin の発現のレベルが高い細胞は幹細胞の指標である精子形成コロニーの形成能が高い[31]．また基底膜に接着した直後の精原細胞は Oct3/4 陽性/c-kit 陰性であるが，そののち発生が進むにつれて Oct3/4 陽性/c-kit 陽性の細胞が現れる．c-kit 陰性の細胞は陽性のものに比べて精子形成コロニーの形成能が高い[30]．精原細胞は多能性細胞特異的遺伝子である *Oct3/4* を恒常的に発現するが，単能性であり精子への分化が決定づけられている．しかしながら後述するように，精原細胞は潜在的な多能性も保持しており，体外培養下において ES/EG 細胞のような多能性幹細胞に脱分化する能力を持つ．出生直後の精原細胞の一部はその後個体の一生を通じて精子形成を続ける精子幹細胞になる．

6.3.3 成体における精子幹細胞と精子形成

a. 精原細胞の分類と精子幹細胞

　精原細胞は精子幹細胞を含む細胞集団であり，マウスなどの齧歯類ではその分化段階は古典的にはヘテロクロマチンが最も少ない未熟な細胞集団を **A 型精原細胞**，ヘテロクロマチンの割合が多い **B 型精原細胞**，そしてその中間である**中間型精原細胞**に分類されていた．その後，組織学的な解析方法や染色方法が発展し，精原細胞はさらに細かく分類された．成体のマウスの精原細胞のなかで最も未熟な細胞は基底膜に単独で存在する A_{single} (A_s) 細胞である．A_s 精原細胞は分

裂する際に細胞質が完全に分離せず，お互いが細胞間橋を形成する．A_s 細胞が1回分裂して二つの細胞がつながった精原細胞を $A_{paired}(A_{pr})$，さらに分裂して二つより多くの細胞がつながった状態の精原細胞を $A_{aligned}(A_{al})$ と呼ぶ．精子幹細胞の集団は A_s 精原細胞の自己複製や A_{pr} 精原細胞の細胞間橋が切断して A_s 精原細胞になることにより維持されていると考えられてきたが，最近ではより分化した A_{al} 精原細胞も精子幹細胞となる可塑性が示唆されている（図 6.2）．A_{al} 精原細胞は 16〜32 細胞まで細胞間橋によりつながれたまま増殖し，その後は A_1 精原細胞に分化する．A_1 はさらに分裂を繰り返し A_4 精原細胞に分化する．A_s から A_4 までが古典的な分類による A 型精原細胞である．A_4 細胞はその後，中間型精原細胞を介して B 型精原細胞となり減数分裂に移行する精母細胞となる．

精子幹細胞をこれらの精原細胞から同定する方法は，それぞれの精原細胞を単離し，他の個体の精巣に移植することにより精子形成能を解析することである．精巣への移植技術は 1994 年にブリンスターらにより報告されて以来[38,39]，広く用いられている．

b. 精子幹細胞の移植

1994 年にブリンスターらのグループはアルキル化剤のブスルファンの投与で精原細胞を除去したヌードマウス（レシピエント）の精細管内に，別のマウスの精巣から採取した細胞を移植することにより，ドナー由来の精子が形成されることを報告した．この方法は機能的な精子幹細胞の存在を解析する方法として多くの研究で用いられている．近年ではドナーとして GFP や LacZ で標識された細胞や，レシピエントとして *c-kit* に変異を持ち内在性の精原細胞が欠損している *W/Wv* マウスが用いられ，さまざまな解析に用いられている．一方で精巣細胞の移植にはいくつかの課題もある．一つは精細管の内腔に細胞を移植するために，精子幹細胞は基底膜に達する過程でセルトリ細胞が形成するタイトジャンクションを通過しなければならない．この通過の効率に関する詳細は不明であり，その程度によっては幹細胞数の予想数を左右する．また精巣細胞を移植してから解析までには数週間を要することから，移植直後に起こる現象については不明な点が多い．

c. 精子幹細胞の分子生物学的解析

1) 遺伝子発現による精原細胞の分類　　遺伝子発現解析技術の発展は精

原細胞を遺伝子発現レベルで分画し,それぞれの分画における精子幹細胞の頻度を明らかにした.特に幹細胞の細胞表面に発現する分子は**細胞分離装置**(fluorescence-activated cell soter:FACS)を用いた解析により明らかになっている.篠原らはβ1インテグリンとα6インテグリンを発現する細胞集団に精子幹細胞が多く含まれること,対照的にαvインテグリンとc-kitを発現する細胞は幹細胞活性が低いことを明らかにした[32,33].類似の研究によりβ1インテグリン,α6インテグリン,THY-1, CD9, GFRα1, CDH1が陽性,αvインテグリン,c-kit, MHC-I, CD45が陰性の分画に精子幹細胞が濃縮されていると考えられる.

細胞表面分子に加えて,精子幹細胞に発現するさまざまな遺伝子が単離されている.これらのうち*Oct3/4, Ngn3, Nanos2*などはその遺伝子の発現制御領域にGFPなどのレポーター遺伝子を組み込んだトランスジェニックマウスが作製され,生体内での精原細胞の観察や細胞の単離が可能となっている.

2) **精子幹細胞の維持にかかわる転写制御因子**　　精子幹細胞に発現する遺伝子の一部は機能的に重要であることが知られている.精原細胞に発現する転写抑制因子**Plzf**は継続的な精子幹細胞の維持に必要な分子である.*Plzf*を欠損したマウスの精巣では,加齢に伴い進行的な生殖細胞の欠損が起こる[34,35].*Plzf*欠損マウスから採取した精巣の細胞は移植実験の結果,精子形成能が低いことが知られており,この遺伝子が精子幹細胞の活性の維持に重要な役割を持つと考えられる.

Sox3は精原細胞に発現する転写因子であるが,その欠損マウスの精巣では出生直後から精原細胞の減少が認められ,継続的な生殖細胞の欠損が認められる.興味深いことに*Sox3*を欠損した精原細胞では*Ngn3*の発現が認められない[36].このことはSox3が*Ngn3*を含めた遺伝子を制御することにより精原細胞を制御していることを示唆している.

TAF4Bは基本転写因子TFIIDの部分構成要素である.TFIIDはプロモーターのTATAボックスを認識してDNAに結合し,他の基本転写因子とともに転写開始複合体を形成し転写を開始させる.TFIIDの部分構成要素のほとんどは広くさまざまな組織に発現しているが,*Taf4b*は卵巣や精巣に選択的に発現している.精巣での発現の詳細を解析すると,出生時から成体における精原細胞と成体における精子細胞に発現している.*Taf4b*を欠損しているマウスは若齢のうちは

妊孕性が認められるが，加齢に従い精子形成の不全により不妊になる[37]．興味深いことに *Taf4b* を欠損した若齢マウスの精巣では *Plzf* や後述するグリア細胞由来神経栄養因子の受容体である *Ret* の発現が減少している．このことは精原細胞において TAF4B が基本転写因子に加わることにより，精原細胞の増殖に必要な遺伝子群を制御していることを示唆している．

これまでにあげた精子幹細胞の維持に必要な転写因子を欠損したマウスは，出生直後からの精子形成には顕著な異常が認められないが，成長に従い精子形成が漸減する特徴がある．これは出生直後に存在する精原細胞と成体で自己増殖を繰り返す精子幹細胞の性質の差異を示唆している．

d. 精子幹細胞の維持を支持する微細環境

上述した転写制御因子に加え，精子幹細胞の維持に重要な因子として**グリア細胞由来神経栄養因子**(glial cell line-derived neurotrophic factor：**GDNF**)がある．*GDNF* やその受容体である *GFRα1*，*Ret* を欠損したマウスでは，出生後に精原細胞が減少する[38]．対照的に GDNF を過剰発現させると精原細胞の蓄積が観察される．GDNF はセルトリ細胞に発現し，*GFRα1* や *Ret* は精原細胞に発現する．これらのことから精子幹細胞はセルトリ細胞と基底膜に囲まれた微細環境においてGDNF を介して維持や増殖を行うことが示唆される（図 6.2）．GDNF 経路を介した精子幹細胞の維持機構の発見は，後述する精子幹細胞の体外培養系の確立において重要な貢献をしている．また GDNF を介した細胞内シグナル分子にはAKT1 や MAPK などが同定されている[39,40]．

ライディッヒ細胞は LH の刺激に反応してテストステロンを産生し，セルトリ細胞の機能を亢進させる[41]．ライディッヒ細胞はテストステロンの産生に加え，CSF1 を産生し精子幹細胞の増殖を助けると考えられている．また精細管基底膜の外側の筋様細胞も CSF1 を産生する（図 6.2）．

GDNF やセルトリ細胞，基底膜などニッチの必要条件は明らかになりつつあるが，実際の精巣におけるニッチの位置は明らかではない．吉田らは *Ngn3*-GFP レポーターを持つマウスの精巣を観察した結果，精子幹細胞を含む精原細胞は血管と間質領域に接する精細管の基底膜付近に多く存在することを明らかにしており[42]，この微細環境がニッチである可能性を示唆している（図 6.2）．将来的にはこの部位に特異的に発現する遺伝子が単離することが，ニッチの位置の

検証に最も有効な手段であると考えられる.

6.4 精子幹細胞の体外培養

　精子幹細胞の研究において最も大きな進展の一つは，精巣から採取した精子幹細胞を体外において無限に増殖させる培養技術の開発に成功したことである．この培養技術の確立は精子幹細胞の性質を解析するうえで十分な材料の提供を可能にしたばかりでなく，遺伝子改変動物の作製のための新しい技術の基盤を提供した．さらに興味深いことに，体外培養された精子幹細胞は ES/EG 細胞のような多能性幹細胞に脱分化する能力を有していることも明らかになった．これらは生殖細胞系列の潜在的多能性を証明するものである．

6.4.1　体外培養における精子幹細胞株の樹立

　篠原らはマウスの新生仔の精巣の細胞を GDNF を含む培養液で体外培養することにより精子幹細胞を増殖させることに成功した[43]．この精子幹細胞株（germline stem cell(**GS 細胞**)もしくは spermatogonial stem cells(SSCs)) は体外培養条件下でほぼ無限に増殖する．GS 細胞は幹細胞活性を維持しており，精巣に移植すると精子形成を行う．また染色体の数や雄型の遺伝子刷り込みの状態は維持され，安定的に増殖している．GS 細胞の増殖は GDNF 依存的であり，GDNF を培養液中から除くと GS 細胞は増殖を停止する.

　GS 細胞が樹立されたことにより，精子幹細胞の性質を詳しく解析することが可能となった．体内では少数の精子幹細胞を単離して解析する方法は限られていたが，GS 細胞を用いることにより容易に多量の精子幹細胞に相当する細胞の採取が可能となった．実際にこの手法を用いて，GDNF は Ras/Erk の活性化や Src キナーゼを介した PI3K/Akt の活性化によりそのシグナルを細胞内に伝えていることが明らかにされた．また GDNF の培養液中への添加により発現の変動する遺伝子がマイクロアレイで解析され，*Bcl6b*, *Erm*, *Lhx1* などの機能的な遺伝子が同定されている[44].

　GS 細胞はそれを用いた遺伝子組換え動物の作製を可能にした．これまでに GS

細胞に遺伝子操作を加え，それらを精巣に移植することによりトランスジェニックやノックアウトマウスを作製することに成功している．このことは将来的に他の動物種の GS 細胞が樹立された場合に，それらの動物を用いた遺伝子操作のための有用な選択肢となると考えられる．

6.4.2 GS 細胞の多能性精子幹細胞への脱分化

GS 細胞は *Oct3/4* などの多能性細胞特異的遺伝子を発現するが，精子に分化することを決定づけられている細胞である．実際に精巣に移植した場合でもテラトーマは形成しない（表 6.1）．しかしながら篠原らは GS 細胞を培養している過程において，ES 細胞様の形態や遺伝子発現を持つ細胞が現れることを発見した．この細胞集団を ES 細胞の培養液で培養すると，ES 細胞と同様の多能性幹細胞になった．この**多能性精子幹細胞**（multipotent germline stem cell：**mGS 細胞**）は胚盤胞に導入することによりキメラマウスに寄与し，生殖系列にも寄与する[45]．mGS 細胞は ES 細胞と比較して遺伝子刷り込みの状態以外に顕著な違いは認められなかった（表 6.1）．

GS 細胞から mGS 細胞が生じるメカニズムの詳細は不明である．*p53* 欠損マウスを用いた研究から，精巣性のテラトーマの出現率と mGS 細胞の誘導効率は正に相関することから，共通する多能性の獲得機構がこの 2 者間で存在すると考えられる．またその後の研究により，mGS 細胞は成体マウスの精巣細胞からも樹立が可能であることが証明された．これは mGS 細胞が新生仔の精巣に含まれる未成熟な生殖細胞由来である可能性を否定している．これらのことから精子幹細胞はその成立時期から恒常的に維持されている時期に至るまで潜在的な多能性を維持していることが明らかになった．

全能性を持つ受精卵から胚盤胞の ICM において確立された多能性は，始原生殖細胞から減数分裂に至るまで雌雄の生殖系列細胞に潜在的に維持されている．PGC 由来の EG 細胞と精子幹細胞由来の mGS 細胞がともに ICM 由来の ES 細胞と同等であることは，これらの細胞の多能性の基底状態が共通であることを示唆している．生殖細胞の発生が進むにつれて多能性細胞への脱分化効率は低くなるが，このことは生殖細胞の発生に従い，多能性の基底状態から段階的に分化特異

的な修飾が加えられることを示唆している.

　減数分裂以後は多能性細胞への可塑性は一時的に失われると考えられる.これは個体発生において最も重要な全能性を持つ受精卵を確立するための準備段階なのかもしれない.つまり雌の生殖細胞は全能性の確立のために細胞の特化を行い最終的には体細胞にさえ全能性を賦与できる卵子になる.一方,雄の生殖細胞は1倍体のゲノムの運搬に適した精子を作るために細胞の形態を特化させる.全能性獲得のためのメカニズムについてはほとんどが不明のまま残されている.今後,生殖細胞がどのように潜在的多能性から全能性を発揮する細胞に変化していくかについて明らかにすることができれば,生殖細胞の本質に迫れると考えられる.

〔林　克彦・斎藤通紀〕

文　献

1) Seydoux G, Braun RE : Pathway to totipotency : lessons from germ cells. Cell 127 : 891-904, 2006
2) Pfister S, et al : Gene expression pattern and progression of embryogenesis in the immediate post-implantation period of mouse development. Gene Exp Patt 7 : 558-573, 2007
3) Ang SL, Constam DB : A gene network establishing polarity in the early mouse embryo. Semin Cell Dev Biol 15 : 555-561, 2004
4) Kunath T, et al : FGF stimulation of the Erk1/2 signalling cascade triggers transition of pluripotent embryonic stem cells from self-renewal to lineage commitment. Development 134 : 2895-2902, 2007
5) Ying QL, et al : The ground state of embryonic stem cell self-renewal. Nature 453 : 519-523, 2008
6) Brons IG, et al : Derivation of pluripotent epiblast stem cells from mammalian embryos. Nature 448 : 191-195, 2007
7) Tesar PJ, et al : New cell lines from mouse epiblast share defining features with human embryonic stem cells. Nature 448 : 196-199, 2007
8) Saitou M, Yamaji M : Germ cell specification in mice : signaling, transcription regulation, and epigenetic consequences. Reproduction 139 : 931-942, 2010
9) Tam PP, Zhou SX : The allocation of epiblast cells to ectodermal and germ-line lineages is influenced by the position of the cells in the gastrulating mouse embryo. Dev Biol 178 : 124-132, 1996
10) Lawson KA, et al : Bmp4 is required for the generation of primordial germ cells in the mouse embryo. Genes Dev 13 : 424-436, 1999
11) Ohinata Y, et al : Blimp1 is a critical determinant of the germ cell lineage in mice. Nature 436 : 207-213, 2005
12) Kurimoto K, et al : Complex genome-wide transcription dynamics orchestrated by

Blimp1 for the specification of the germ cell lineage in mice. Genes Dev 22 : 1617-1635, 2008
13) Yamaji M, et al : Critical function of Prdm14 for the establishment of the germ cell lineage in mice. Nat Genet 40 : 1016-1022, 2008
14) Sasaki H, Matsui Y : Epigenetic events in mammalian germ-cell development : reprogramming and beyond. Nature reviews. Genetics 9 : 129-140, 2008
15) Seki Y, et al : Extensive and orderly reprogramming of genome-wide chromatin modifications associated with specification and early development of germ cells in mice. Dev Biol 278 : 440-458, 2005
16) Popp C, et al : Genome-wide erasure of DNA methylation in mouse primordial germ cells is affected by AID deficiency. Nature 463 : 1101-1105, 2010
17) McGrath J, Solter D : Completion of mouse embryogenesis requires both the maternal and paternal genomes. Cell 37 : 179-183, 1984
18) Surani MA, et al : Development of reconstituted mouse eggs suggests imprinting of the genome during gametogenesis. Nature 308 : 548-550, 1984
19) Hajkova P, et al : Epigenetic reprogramming in mouse primordial germ cells. Mech Dev 117 : 15-23, 2002
20) Kaneda M, et al : Essential role for de novo DNA methyltransferase Dnmt3a in paternal and maternal imprinting. Nature 429 : 900-903, 2004
21) Bourc'his D, et al : Dnmt3L and the establishment of maternal genomic imprints. Science 294 : 2536-2539, 2001
22) Hiramatsu R, et al : A critical time window of Sry action in gonadal sex determination in mice. Development 136 : 129-138, 2009
23) Vainio S, et al : Female development in mammals is regulated by Wnt-4 signalling. Nature 397 : 405-409, 1999
24) Koubova J, et al : Retinoic acid regulates sex-specific timing of meiotic initiation in mice. Proc Natl Acad Sci USA 103 : 2474-2479, 2006
25) Bowles J, et al : Retinoid signaling determines germ cell fate in mice. Science 312 : 596-600, 2006
26) Suzuki A, Saga Y : Nanos2 suppresses meiosis and promotes male germ cell differentiation. Genes Dev 22 : 430-435, 2008
27) Chuma S, et al : Spermatogenesis from epiblast and primordial germ cells following transplantation into postnatal mouse testis. Development 132 : 117-122, 2005
28) Matsui Y, et al : Derivation of pluripotential embryonic stem cells from murine primordial germ cells in culture. Cell 70 : 841-847, 1992
29) Resnick JL, et al : Long-term proliferation of mouse primordial germ cells in culture. Nature 359 : 550-551, 1992
30) Ohbo K, et al : Identification and characterization of stem cells in prepubertal spermatogenesis in mice small star, filled. Dev Biol 258 : 209-225, 2003
31) Ohmura M, et al : Identification of stem cells during prepubertal spermatogenesis via monitoring of nucleostemin promoter activity. Stem Cells 26 : 3237-3246, 2008
32) Shinohara T, et al : β_1- and α_6-integrin are surface markers on mouse spermatogonial

stem cells. Proc Natl Acad Sci USA 96 : 5504-5509, 1999
33) Shinohara T, et al : Spermatogonial stem cell enrichment by multiparameter selection of mouse testis cells. Proc Natl Acad Sci USA 97 : 8346-8351, 2000
34) Buaas FW, et al : Plzf is required in adult male germ cells for stem cell self-renewal. Nat Genet 36 : 647-652, 2004
35) Costoya JA, et al : Essential role of Plzf in maintenance of spermatogonial stem cells. Nat Genet 36 : 653-659, 2004
36) Raverot G, et al : Sox3 expression in undifferentiated spermatogonia is required for the progression of spermatogenesis. Dev Biol 283 : 215-225, 2005
37) Falender AE, et al : Maintenance of spermatogenesis requires TAF4b, a gonad-specific subunit of TFIID. Genes Dev 19 : 794-803, 2005
38) Meng X, et al : Regulation of cell fate decision of undifferentiated spermatogonia by GDNF. Science 287 : 1489-1493, 2000
39) Braydich-Stolle L, et al : Role of Src family kinases and N-Myc in spermatogonial stem cell proliferation. Dev Biol 304 : 34-45, 2007
40) He Z, et al : Gdnf upregulates c-Fos transcription via the Ras/Erk1/2 pathway to promote mouse spermatogonial stem cell proliferation. Stem Cells 26 : 266-278, 2008
41) Oatley JM, et al : Colony stimulating factor 1 is an extrinsic stimulator of mouse spermatogonial stem cell self-renewal. Development 136 : 1191-1199, 2009
42) Yoshida S, et al : A vasculature-associated niche for undifferentiated spermatogonia in the mouse testis. Science 317 : 1722-1726, 2007
43) Kanatsu-Shinohara M, et al : Long-term proliferation in culture and germline transmission of mouse male germline stem cells. Biol Reprod 69 : 612-616, 2003
44) Oatley JM, et al : Identifying genes important for spermatogonial stem cell self-renewal and survival. Proc Natl Acad Sci USA 103 : 9524-9529, 2006
45) Kanatsu-Shinohara M, et al : Generation of pluripotent stem cells from neonatal mouse testis. Cell 119 : 1001-1012, 2004

7 がん幹細胞

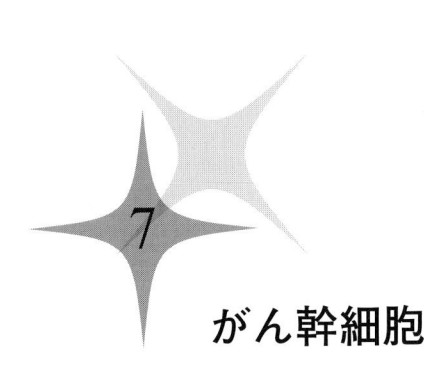

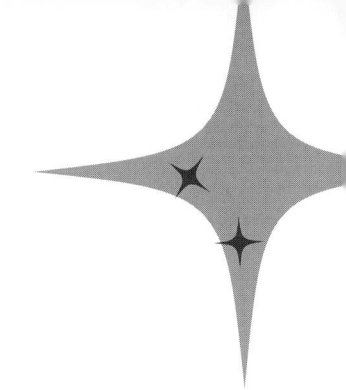

7.1 がん幹細胞とは

　生体の組織幹細胞は，前駆細胞を供給する能力と，一方で，自分自身を産生する自己複製能の二つの能力を兼ね備えており，そのバランスを保ちながら，組織の恒常性を維持している．さらに，このバランスは，幹細胞を支える生体内微小環境（ニッチ）によって制御されていることも明らかになりつつある．最近，腫瘍組織の不均一性（heterogeneity）を説明する仮説の一つとして，正常組織幹細胞と類似した自己複製能と分化能を持つ少数の腫瘍細胞が起源となり腫瘍組織全体を構成するという「**がん幹細胞仮説**」が提唱されている[1]．つまり，正常組

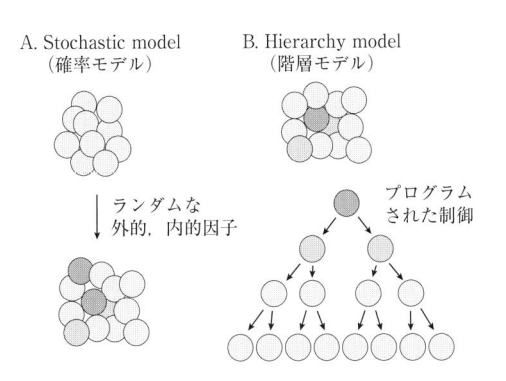

図7.1　がん組織の構成
A．確率モデル：がんは本質的に均一な細胞から成り立ち，たとえ腫瘍形成能力を持つ細胞が一部にしかなくても，それはまったくランダムな外的，内的要因により規定されている．
B．階層モデル：がん幹細胞を頂点として階層的に増殖能の低い細胞が作り出され，プログラムされた制御によって腫瘍組織が構成される．

織では幹細胞を頂点として階層的に分化細胞が作り出されるように，**がん幹細胞**を頂点として階層的に増殖能の低い分化細胞が作り出され腫瘍組織が構成されるという説である（階層モデル，図 7.1）．この考え方は，がんは本質的に均一な細胞から成り立ち，たとえ腫瘍形成能力を持つ細胞が一部にしかなくても，それはまったくランダムな外的，内的要因により規定されているという確率モデルと対照的である（図 7.1）．がん幹細胞研究の多くは fluorescence activated cell sorting（FACS）を用いて各種細胞表面マーカー別に腫瘍組織から採取した細胞を分画し，それぞれを免疫不全マウスに移植したうえで，採取前の腫瘍と同様の組織型の腫瘍を形成する能力を持つ細胞集団を**腫瘍起源細胞**（tumor-initiating cell）と定義して進められている．急性骨髄性白血病で前方向的にがん幹細胞が同定されたのを皮切りに[2]，その後，乳がんや脳腫瘍など多くの固形腫瘍でも報告され，がん幹細胞仮説を裏づける証拠として注目を浴びてきた[3]．がん幹細胞研究は，正常組織細胞分化とがんの発生との関連や，ニッチ，治療抵抗性，転移など，がんにかかわる多くの重要な研究課題を含み成長しつつある．一方で，研究が進むにつれ，幹細胞の概念が，本当に単純にがんに適応できるのか再び疑問が持たれ，大きな議論として注目されている．

7.2 がんの起源と幹細胞分化

がんはさまざまな遺伝子変異の蓄積が多段階に起こり悪性進展すると考えらている[4]．このモデルでは RAS などの原がん遺伝子の活性化変異や，p53 などのがん抑制遺伝子の不活性化などが多段階に起こり，アポトーシスや細胞老化の回避ならびに免疫システムからの回避能を獲得することにより，制御から逸脱した細胞増殖が起こると考えられている．正常組織において，自己複製能を持つ少数の幹細胞が増殖の盛んな前駆細胞，さらには終末分化細胞を産生するため，果たして，どの分化段階から遺伝子異常が起こるのか，がん細胞はどの細胞が母地となっているのか，議論が続いている．

この観点での知見が最も蓄積されているのは，血液細胞分化と白血病化に関する研究であろう．**慢性骨髄性白血病**は，染色体相互転座の結果生じる異常な

チロシンキナーゼ活性を持つキメラ蛋白質の BCR-ABL1 が原因であるが，この BCR-ABL1 遺伝子は患者血液細胞のなかの特定の系統の細胞ではなく，さまざまな系譜の細胞で検出されること[5]，その発現が，造血幹細胞集団（CD34 陽性 CD38 陰性）で最も高いことから[6]，造血幹細胞そのものでの異常遺伝子の出現が原因ではないかと考えられてきた．一方，慢性骨髄性白血病から急性白血病化する急性転化の起源細胞は，顆粒球・単球系前駆細胞であると考えられている[6]．また，急性骨髄性白血病においても，顆粒球・単球系前駆細胞が白血病化の原因であることが示唆されている[7]．興味深いことに，正常前駆細胞に，がん遺伝子を導入すると，遺伝子発現パターンが前駆細胞から幹細胞様へ変化することが観察され，発がんの過程で，分化をさかのぼるような現象が起こっていることが示された．つまり，白血病の種類，原因遺伝子の違いにより，幹細胞の持つ未分化形質を利用して発がんする場合と前駆細胞や分化細胞が腫瘍化とともに未分化形質を獲得する場合があると考えられる（図 7.2）．

腸管における幹細胞は，腸陰窩底部に存在していることが示されてきた．大腸がんの起源に関しては，病理組織の観察や，レーザーマイクロダイセクション法を用いて遺伝子変異の有無，頻度と組織内の位置情報を比較した結果，発がんは

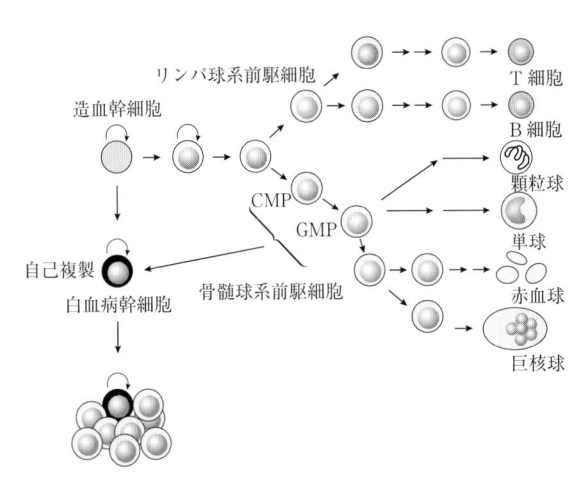

図 7.2 正常造血と白血病発症（文献 34 より改変）
慢性骨髄性白血病は BCR-ABL1 遺伝子による骨髄増殖性疾患であり，その起源は造血幹細胞である．一方，急性骨髄性白血病は，骨髄球系前駆細胞由来である可能性が示されている．

底部ではなく，分化した上皮を起源としている可能性が高いという報告がある[8]．一方，最近，新たな腸管幹細胞マーカー（Lgr5）が発見され[9]，この分子を発現する細胞（つまり幹細胞）でのみ，腫瘍抑制遺伝子 Apc の変異を起こさせたところ腫瘍形成が観察され，幹細胞以外の上皮細胞で Apc の変異を起こしても腫瘍の形成がみられないことが報告されている[10]．このことは，幹細胞における遺伝子変異が腫瘍形成に必須であることを示唆する．

神経系でも，動物モデルを使って，腫瘍細胞の起源に関する研究成果が報告されている．正常な神経幹細胞培養や分化誘導系によって細胞の分化段階を試験管内でコントロールし，そこに脳腫瘍の原因となる活性型 EGF 受容体遺伝子やその下流と考えられる活性化型 Ras を導入後，別マウス個体に同所移植し腫瘍の発生を観察したところ，導入された細胞が，神経幹細胞あるいは分化したアストロサイト（星状膠細胞），いずれにおいても多型性神経膠芽腫（悪性グリオーマ）を発生させることが示され，グリア系細胞であれば細胞の分化度にかかわらず，未分化腫瘍が発生すると考えられた[11]．ところが，その後，試験管内で遺伝子導入を行うのではなく，より生理的な条件で検討すると，神経幹細胞領域で活性化したときのみ腫瘍が発生したという知見が報告された[12]．さらに，最近，実はオリゴデンドロサイト前駆細胞が起源細胞であり，腫瘍化過程での脳組織内局在が悪性表現型に影響するという報告もなされた[13]．一連の研究は，正しい結論を導くためには，生体内で起こる現象を正確にとらえる実験系を開発することが重要であることを意味し，今後，さらなる研究開発の必要性があると考えられる．

最近，分化した細胞を遺伝子操作により多能性幹細胞に戻す iPS 細胞の樹立に関する報告がなされ[14]，再生医療の領域で大きな話題となっている．人工的な操作ではあるが，分化のプログラムを巻き戻すことが可能であることを示すものであり，このことは，がんの発生過程においても，分化した正常細胞が遺伝子変異により幹細胞化する可能性を示している．つまり，条件さえ整えば，どの組織からも腫瘍化が可能であるという結論になるかもしれない．また，遺伝子異常としての起源細胞とがん形質獲得としての起源細胞が乖離することも考えられ，このような複雑な現象をいかに解き明かすか，大いに工夫が必要な課題である．

7.3 慢性骨髄性白血病幹細胞と治療抵抗性

　慢性骨髄性白血病の原因は，9・22番染色体の相互転座の結果生じるフィラデルフィア（Ph）染色体とそれに伴う **BCR-ABL1** 融合遺伝子の出現である．BCR-ABL1蛋白質は，恒常的チロシンキナーゼ活性を有し，RAS，PI3K/AKT，JAK/STATおよびERKを含むさまざまな下流分子を活性化し白血病化の起因となる[15]．発症の当初の症状は白血球増多を示す骨髄増殖性疾患であり，数年の経過を経て，急性転化（骨髄系あるいはリンパ球系の急性白血病化）へと進行する．治療法としてBCR-ABL1チロシンキナーゼを選択的に阻害する治療薬**イマチニブ**が開発され[16]，従来の治療法と比べ顕著な治療効果が実証された[17]．多くの患者では，イマチニブ製剤の服用により，血液所見の正常化（血液学的完全寛解），Ph染色体の消失（細胞遺伝学的完全寛解），最終的にはBCR-ABL1遺伝子が検出されない状態になった．これは，21世紀がまさにがんの分子標的時代の幕開けであることを端的に示す象徴的な事例となった．

　チロシンキナーゼ阻害剤の登場は，慢性骨髄性白血病の治療を一変させたが，その後，新たな問題に直面することになった．イマチニブの効果がみられないタイプの遺伝子変異を持つ患者は別として，一見，寛解状態と思われている症例でも治療を中止すると再び異常血液細胞が出現する症例が存在することが知られてきた．治療が奏功しても体内に少数ながら治療抵抗性の細胞が残存していたのである．長期的に治療薬を服用し，たとえ寛解状態が続いていても，治療を中止できないという問題に多くの患者が直面している．またチロシンキナーゼ阻害剤の薬価は高く，患者個人の医療費負担や国の医療費の上昇という社会問題にもなりつつある．このように効果的な分子標的薬剤の登場は，その恩恵とともに新たな課題を提示することとなった．

　チロシンキナーゼ阻害剤治療によって完治しない機序は多様であるが，その中で**白血病幹細胞**の存在が原因の一つとして注目されている．最近の報告によると，チロシンキナーゼ阻害剤により白血病幹細胞におけるBCR-ABL1活性は顕著に低下すること，しかしBCR-ABL1不活性化状態でも白血病幹細胞は生存できることが示された[18]．興味深いことに，BCR-ABL1不活性化状態の白血病幹細胞は，

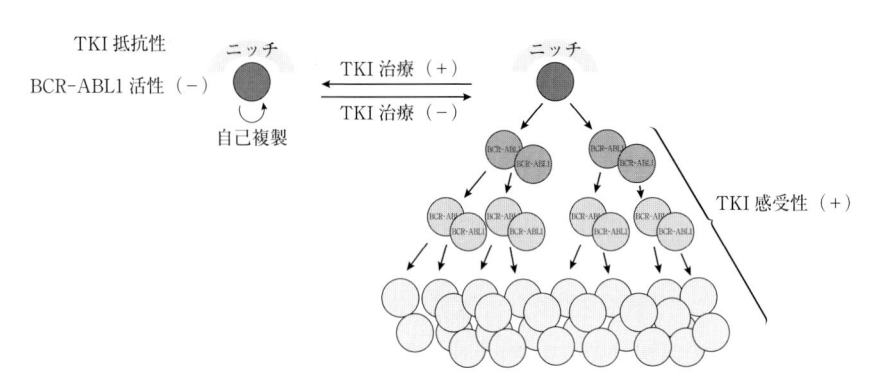

図 7.3 慢性骨髄性白血病幹細胞とチロシンキナーゼ阻害剤（文献21より改変）
チロシンキナーゼ阻害剤により，BCR-ABL1活性が抑制され，大部分の白血病細胞は死滅する（BCR-ABL1-addiction）．一方，白血病幹細胞は正常幹細胞のように振る舞い，BCR-ABL1非依存的に生存できる．

正常幹細胞のように振る舞い，自己複製していると考えられる（図7.3）．すなわち，白血病幹細胞は，多くのがんでみられるような **Oncogene-addiction**（がん遺伝子依存）という病態を示さない．Michorらは，治療後のBCR-ABL遺伝子量を数理学的モデルを用いて解析し，イマチニブによる反応の違いから白血病細胞を四つのコンパートメントに分類できると提唱した．治療開始後，分化傾向の強い集団がまず急激に減少するものの，未分化白血病は反応が鈍く，特に白血病幹細胞は治療に不応性であるというものである[19]．その後，Roederらにより，治療抵抗性は細胞周期に依存しており，細胞分裂を停止させている白血病幹細胞が不応性であるという説が示された[20]．後者の概念では，細胞周期を変化させる何らかの治療的介入により，白血病幹細胞の治療効率を高めることができると期待され，新たな治療法開発に拍車がかかった．チロシンキナーゼ阻害剤単独で完治できない場合はもちろん，たとえ単剤で完治できる状況でも他剤との併用で治療効率をさらに高めることができれば，治療期間の短縮が期待され，BCR-ABL1存在で誘導される新たな遺伝子変異の発生を防ぐなど，治療面での恩恵は大きいと考えられる．

　上述のように，チロシンキナーゼ阻害剤療法という白血病幹細胞にとって危機的状態に際し，造血幹細胞様となり生き延び，根治から免れている．このことは白血病幹細胞を排除しようとすれば，正常造血幹細胞の障害を避けては通れず，その治療の困難さが窺い知れる．白血病幹細胞の根絶のための方法としていくつ

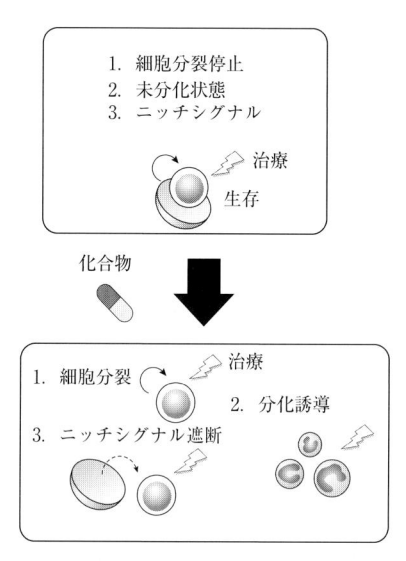

図 7.4 慢性骨髄性白血病幹細胞治療戦略(文献 35 より改変)
白血病幹細胞の幹細胞的性質を喪失させ，BCR-ABL1 の依存性を誘導することにより，治療効率を向上が期待できる．

かの考え方があげられる．まず，白血病幹細胞は正常造血幹細胞に類似するとはいえ，まったく同一ではないという考えに基づき，両者間での何らかの決定的な質的違いの存在を追求するという方策である．次に，たとえ正常および病的幹細胞の双方に影響を与える共通分子であっても，その分子阻害の依存性が両者間で違っていれば，その違いを検証しつつ，治療ウインドウとして扱うことが可能であるという考え方があげられる．さらに，何らかの介入(細胞周期制御，分化誘導，ニッチシグナルの遮断)により，Oncogene-addiction を誘導することができれば，治療のためのウインドウをさらに広げることが可能である[21]（図 7.4）．上記のようなさまざまな観点に基づいたアプローチが行われ，候補分子標的の探索，さらに臨床治験で効果確認という一連の研究が進行中である．近い将来，チロシンキナーゼ阻害剤との併用により，慢性骨髄性白血病をめぐる問題が解決されることが望まれる．

7.4 悪性黒色腫とがん幹細胞

ヒト腫瘍の中で少数の限られた細胞集団のみが腫瘍を再構成できるというがん幹細胞説の根拠となる実験結果は，免疫不全マウスへの移植実験によって得られるものである．しかし，最近，悪性黒色腫を用いた研究によって，実は，ヒト腫瘍細胞の中で，マウス組織という異種の環境に適応できる細胞集団のみを評価しているのではないかという報告がなされた[22]．これまでの研究のほとんどは，B細胞T細胞の分化障害を持つ免疫不全マウスNOD/SCIDを使用して得られた結果である．ところが，さらにIL2受容体γ鎖欠損マウスを交配させたNOD/SCID/Il2rγ-/-マウスを用いると，驚くほど高頻度で腫瘍の形成が観察されることが報告された．NOD/SCID/Il2rγ-/-マウスは，NK活性が欠失しており，NOD/SCIDよりもさらに免疫不全状態が進み，よりヒト細胞が生着しやすいことが知られている．悪性黒色腫を移植する際，NOD/SCIDの実験では，腫瘍形成能を持つ細胞は，数万個に1個と算出されるのに対して，NOD/SCID/Il2rγ-/-マウスを使用した場合は，実に4個に1個の割合で存在していることが

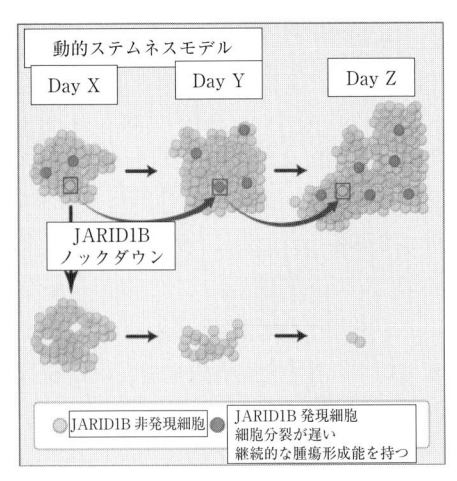

図7.5 動的ステムネスモデル（文献24より改変）
ヒト悪性黒色腫細胞株の解析により，腫瘍形成能を有する細胞と腫瘍形成能を有していない細胞が動的に移行しているとする説が提唱されている．

示された.このことは,悪性黒色腫では,ほぼすべての腫瘍が腫瘍起源細胞であり,ランダムに腫瘍形成能を示しているとも考えられる[23].この結果は,これまで報告されている腫瘍起源細胞が組織不適合性によるアーチファクトである可能性を示唆し,がん幹細胞理論に疑問を投げかける知見となった.

さらに,腫瘍形成能を有するがん細胞集団と腫瘍形成能を有していないがん細胞集団は動的に移行しており,腫瘍組織を維持するメカニズムとして階層構造を基本とするがん幹細胞説は適さないとする説も提唱されている(図7.5).Roeschらは,ヒストンH3K4の脱メチル化酵素JARID1Bの発現をモニターすることにより,ヒト悪性黒色腫細胞中に,細胞分裂速度が遅くJARID1Bを発現しているがん細胞と,細胞分裂速度が早くJARID1Bを発現しないがん細胞が存在していることを見いだした[24].JARID1B発現細胞は高い造腫瘍能を有しており,JARID1Bの発現レベルを抑制することでマウスでの造腫瘍能が低下することから,がん細胞の自己複製能の維持にJARID1Bによるエピジェネティック制御が必須であることを示した.しかし,JARID1B陰性細胞からJARID1B陽性細胞が産生されることから,腫瘍形成能を有するがん細胞が動的に移行する**動的ステムネス**(dynamic stemness)モデルを提唱している.この現象は *in vitro* での解析結果であり,実際の生体内での特性を反映しているか,今後のさらなる検討が待たれる.

7.5 がんの幹細胞特性(ステムネス)を支えるメカニズム

上述のように,階層性を基盤としたがん幹細胞説が,多くの固形腫瘍で適応できるか現在のところ不明である.しかし,その一方で,がんの発生や悪性進展の過程において,遺伝子発現パターンが幹細胞化する現象,いわゆる**ステムネス**(幹細胞らしさ)の獲得が観察されるなど,幹細胞性とがんの病態とが密接に関連していることが多くの研究により支持されるようになった.このようながんの幹細胞特性制御の分子基盤の解明が,がんの本態の理解や新規がん治療法を開発するための重要な鍵となると考えられるようになっている.

たとえば,正常およびがん組織双方の幹細胞性を共通して制御していると考え

られる要素の一つとして,酸素濃度による影響があげられる.以前より,培養中の酸素濃度が幹細胞の活性に大きく影響を与えることが知られている[25].造血幹細胞は,21%酸素条件下で培養した場合より,低酸素環境において,コロニー形成能や移植後の骨髄再構築能といった造血幹細胞の未分化性維持の指標がよく保たれるという報告がなされている.また,神経幹細胞は低酸素分圧下での培養で未分化性を保ちやすいこと,また,間葉系幹細胞も低酸素培養によって,増幅効率を上げられることが報告されてきた.さらにES細胞の分化抑制にも低酸素培養が有効であること,iPS作製の場合にも低酸素状態がその効率を上昇させることが示され,未分化状態維持・獲得には酸素濃度は重要な因子であることが判明した.そもそも,一般的な生体組織における酸素濃度は2～9%程度であり,このレベルは**生理的通常酸素濃度**(physiological normoxia)とも呼ばれている[26].しかし,組織中でも,解剖学的に血管領域から離れるに従い酸素濃度が低下し,特別な低酸素領域の存在が想定される.そのような領域に組織幹細胞が存在することが考えられ,**低酸素ニッチ**(hypoxic niche)と呼ばれている.

　低酸素状態は,細胞を還元状態に保つことになり,また解糖系の亢進・ミトコンドリア活性抑制は,活性酸素の低下も誘導する.造血幹細胞は,分化細胞に比べて酸素消費量やATP量が相対的に低く,ミトコンドリア呼吸鎖活性の指標となるNADH量が低く,酸化的リン酸化反応が抑制されている.一方,解糖系代謝は活発であり,ワールブルク(Warburg)効果と同様の現象がみられる.細胞内の活性酸素によって酸化を受けると蛍光を発する試薬による解析では,造血幹細胞の活性酸素レベルが低いことが示されている[27].実際に,活性酸素が上昇する状況では,造血幹細胞の自己複製能は低下する[28,29].ES細胞においても,解糖系活性の上昇,ミトコンドリア活性の低下,ATP産生量低下などワールブルク効果様の状態が観察され,それに伴う活性酸素の低下が観察されている.網羅的メタボローム解析によると,未分化状態のES細胞での大きな特徴は,GSH(還元型グルタチオン)/GSSH(酸化型)比が高いことであり,分化とともに低下することが示され,レドックス制御がES細胞分化の運命決定に重要な要素であることが示された[30].また,酸化反応を伴うアラキドン酸カスケードが未分化性維持や神経や心筋への分化誘導に重要であり,分化と酸化反応が密接に関係することが報告されている.

同様の特徴は，がん幹細胞集団でも観察されている．正常の乳腺組織の幹細胞集団は，非幹細胞集団と比較し，ミトコンドリアスーパーオキサイドを含む活性酸素種が低下していること，さらに，乳がん組織中の腫瘍起源細胞集団でも同様に，活性酸素レベルが低いことが報告されている[31]．これらの細胞集団では，グルタチオン（GSH）合成の律速酵素であるグルタチオンシステインリガーゼ（Gclm）などの抗酸化に寄与する分子あるいはフォークヘッド転写因子 FoxO1 のようにストレス応答に関与する分子の発現が高いこと，さらに，これらの抗酸化作用は，放射線照射による DNA 損傷の抑制に寄与し，がんの治療抵抗性の原因となるという考えが示された．これらの知見は，活性酸素の制御を理解することによって，がんの治療にも応用できる可能性を示唆するものである．

同様の知見が，他の固形腫瘍でも報告されつつある．肝がんのがん幹細胞のマーカーとされる CD13 の中和抗体や CD13 阻害剤は抗がん剤によるがん細胞のアポトーシス誘導やがん細胞を移植したマウスの治療効果を向上すると報告された[32]．興味深いことに，この CD13 陽性がん幹細胞は活性酸素を低レベルで維持しており，CD13 の阻害は活性酸素レベルを上昇して抗腫瘍効果を高めることが示されている．さらに，胃がん細胞の増殖進展にも活性酸素制御の重要性が示された．CD44 バリアントフォームはシスチントランスポーターと結合し，細胞内へのシスチンの取り込み，グルタチオン生成を介して，活性酸素の低下に寄与する．さらに，シスチントランスポーターの阻害により，治療効果が高まることが示された[33]．これらの知見は，活性酸素の制御が，正常幹細胞のみならず，腫瘍の生存増殖や治療抵抗性形質を制御するための重要な鍵になることを示している．

現在のところ，ヒトがん細胞を完全なヒト組織環境で評価できる完全な実験系はない．特に，細胞株ではないがん組織の挙動を生体内で正しく評価することは困難であるため，階層構造に基づくがん幹細胞仮説の真偽は不明である．また，「幹細胞」という言葉の捉え方が，研究者により異なることから，議論の擦れ違いや誤解が生じることも事実である．しかし，一方で，がん幹細胞に関連する研究の蓄積が，ヒトのがんの診断や治療に寄与することが示されつつある．たとえば，がん幹細胞マーカーとして示されている分子の中には，がんの悪性度との相関が

示され，予後や治療効果判定に有用なバイオマーカーとなりうるものがある．また上述したように，幹細胞性を維持するシグナルとして特定された分子の治療標的としての有効性も示されてきた．このことは，概念とは離れて，がんの治療・診断法の開発という点では，がん幹細胞研究が非常に有用な手法であり，これらの知見をもとに新たな治療標的や戦略を確立することが可能となることを意味している．この点を踏まえ，「がん幹細胞研究」は，「がんの幹細胞特性の研究」とし，"Cancer Stem Cell"は，"Cancer Stemness"と言い換えたほうが理解されやすいかもしれない．国民の2人に1人ががんに罹患し，3人に1人が死亡する今日，本研究領域の進展が，がん医療の向上への一助となることを期待する．

〔平尾　敦〕

文　献

1) Dick JE：Looking ahead in cancer stem cell research. Nat Biotechnol 27(1)：44-46, 2009
2) Lapidot T, et al：A cell initiating human acute myeloid leukaemia after transplantation into SCID mice. Nature 367(6464)：645-648, 1994
3) Visvader JE, Lindeman GJ：Cancer stem cells in solid tumours：accumulating evidence and unresolved questions. Nature reviews. Cancer 8(10)：755-768, 2008
4) Fearon ER, Vogelstein B：A genetic model for colorectal tumorigenesis. Cell 61(5)：759-767, 1990
5) Fialkow PJ, et al：Chronic myelocytic leukemia：clonal origin in a stem cell common to the granulocyte, erythrocyte, platelet and monocyte/macrophage. Am J Med 63(1)：125-130, 1977
6) Jamieson, CH, et al：Granulocyte-macrophage progenitors as candidate leukemic stem cells in blast-crisis CML. N Engl J Med 351(7)：657-667, 2004
7) Krivtsov AV, et al：Transformation from committed progenitor to leukaemia stem cell initiated by MLL-AF9. Nature 442(7104)：818-822, 2006
8) Shih IM, et al：Top-down morphogenesis of colorectal tumors. Proc Natl Acad Sci USA 98(5)：2640-2645, 2001
9) Barker N, et al：Identification of stem cells in small intestine and colon by marker gene Lgr5. Nature 449(7165)：1003-1007, 2007
10) Barker N, et al：Crypt stem cells as the cells-of-origin of intestinal cancer. Nature 457(7229)：608-611, 2009
11) Bruggeman SW, et al：Bmi1 controls tumor development in an Ink4a/Arf-independent manner in a mouse model for glioma. Cancer Cell 12(4)：328-341, 2007
12) Alcantara Llaguno S, et al：Malignant astrocytomas originate from neural stem/progenitor cells in a somatic tumor suppressor mouse model. Cancer Cell 15(1)：45-56, 2009
13) Liu C, et al：Mosaic analysis with double markers reveals tumor cell of origin in glioma.

Cell 146(2) : 209-221, 2011
14) Takahashi K, Yamanaka S : Induction of pluripotent stem cells from mouse embryonic and adult fibroblast cultures by defined factors. Cell 126(4) : 663-676, 2006
15) Ren R : Mechanisms of BCR-ABL in the pathogenesis of chronic myelogenous leukaemia. Nat Rev Cancer 5(3) : 172-183, 2005
16) Druker BJ, et al : Efficacy and safety of a specific inhibitor of the BCR-ABL tyrosine kinase in chronic myeloid leukemia. N Engl J Med 344(14) : 1031-1037, 2001
17) Hughes TP, et al : Long-term prognostic significance of early molecular response to imatinib in newly diagnosed chronic myeloid leukemia : an analysis from the International Randomized Study of Interferon and STI571 (IRIS). Blood 116(19) : 3758-3765, 2010
18) Corbin AS, et al : Human chronic myeloid leukemia stem cells are insensitive to imatinib despite inhibition of BCR-ABL activity. J Clin Invest 121(1) : 396-409, 2011
19) Michor F, et al : Dynamics of chronic myeloid leukaemia. Nature 435(7046) : 1267-1270, 2005
20) Roeder I, et al : Dynamic modeling of imatinib-treated chronic myeloid leukemia : functional insights and clinical implications. Nat Med 12(10) : 1181-1184, 2006
21) Naka K, et al : Molecular pathology of tumor-initiating cells : Lessons from Philadelphia chromosome-positive leukemia. Pathol Internat 61(9) : 501-508, 2011
22) Quintana E, et al : Efficient tumour formation by single human melanoma cells. Nature 456(7222) : 593-598, 2008
23) Quintana E, et al : Phenotypic heterogeneity among tumorigenic melanoma cells from patients that is reversible and not hierarchically organized. Cancer Cell 18(5) : 510-523, 2010
24) Roesch A, et al : A temporarily distinct subpopulation of slow-cycling melanoma cells is required for continuous tumor growth. Cell 141(4) : 583-594, 2010
25) Mohyeldin A, et al : Oxygen in stem cell biology : a critical component of the stem cell niche. Cell Stem Cell 7(2) : 150-161, 2010
26) Simon MC, Keith B : The role of oxygen availability in embryonic development and stem cell function. Nature reviews. Mol Cell Biol 9(4) : 285-296, 2008
27) Jang YY, Sharkis SJ : A low level of reactive oxygen species selects for primitive hematopoietic stem cells that may reside in the low-oxygenic niche. Blood 110(8) : 3056-3063, 2007
28) Ito K, et al : Regulation of oxidative stress by ATM is required for self-renewal of haematopoietic stem cells. Nature 431(7011) : 997-1002, 2004
29) Tothova Z, et al : FoxOs are critical mediators of hematopoietic stem cell resistance to physiologic oxidative stress. Cell 128(2) : 325-339, 2007
30) Yanes O, et al : Metabolic oxidation regulates embryonic stem cell differentiation. Nat Chem Biol 6(6) : 411-417, 2010
31) Diehn M, et al : Association of reactive oxygen species levels and radioresistance in cancer stem cells. Nature 458(7239) : 780-783, 2009
32) Haraguchi N, et al : CD13 is a therapeutic target in human liver cancer stem cells. J Clin

Invest 120(9) : 3326-3339, 2010
33) Ishimoto T, et al : CD44 variant regulates redox status in cancer cells by stabilizing the xCT subunit of system xc (-) and thereby promotes tumor growth. Cancer Cell 19(3) : 387-400, 2011
34) Jones RJ, Armstrong SA : Cancer stem cells in hematopoietic malignancies. Biol Blood Mar Transplant : J Am Soc Blood Mar Transplant 14(Suppl 1) : 12-16, 2008
35) Naka K, et al : Novel therapeutic approach to eradicate tyrosine kinase inhibitor resistant chronic myeloid leukemia stem cells. Cancer Science 101(7) : 1577-1581, 2010

8 幹細胞とシグナル伝達

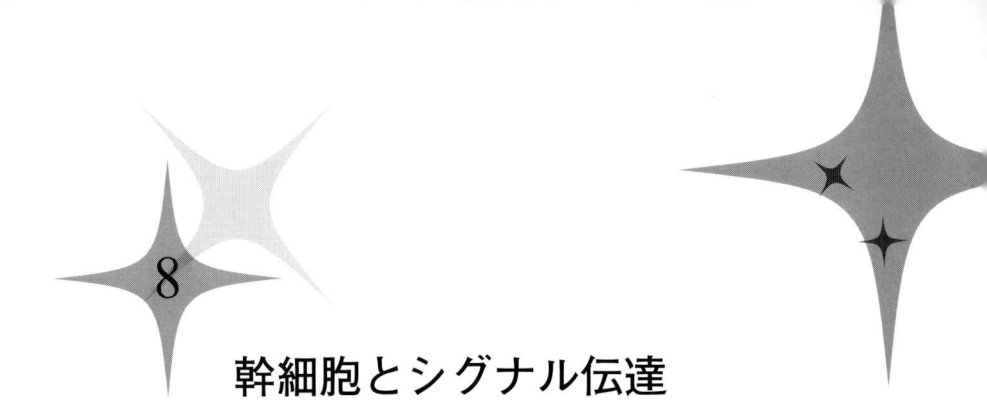

　幹細胞を用いた再生医療の実現のためには，in vitro 培養系において幹細胞の未分化性を維持しながら培養し，その後適切に分化誘導しなければならない．これまで，さまざまな種類の幹細胞において未分化性維持，あるいは分化誘導を実現する液性因子が発見されている．しかし，実際の医療に応用するためにはその作用メカニズムの解明が必須であり，それぞれの液性因子の下流で働くシグナル伝達経路の研究は重要な役割を持っているといえる．

　また，それぞれのシグナル伝達経路の役割は幹細胞の種類や状態によって大きく異なる．同じシグナル伝達経路でも未分化性維持に働く場合もあれば，むしろ分化を誘導する場合もある．これは，幹細胞自身が持つ応答性の違いのためと考えることができる．そのため，どのようにしてその応答性の違いを生み出しているのかを研究することはその幹細胞の特性を知ることにおいて重要であり，ひいてはそれを用いた適切な医療の実現へとつながると考えられる．

　ここでは，代表的な幹細胞の例として多能性を有するマウス胚性幹細胞（mouse embryonic stem cell：マウス ES 細胞）と，大脳の神経幹細胞を取り上げる．まず，2種の幹細胞の特徴を簡単に記したのち，いくつかのシグナル伝達経路が2種の幹細胞の未分化性や分化運命にどういった影響を与えるかを述べる．さらに，どのようにしてその違いが生み出されるのかというメカニズムについて考察する．

8.1　マウス ES 細胞と神経幹細胞

8.1.1　マウス ES 細胞

　マウス ES 細胞は，マウス胎仔の胚盤胞から樹立される培養細胞である．マウ

スの個体を構成するすべての種類の細胞を産生する能力を有する．一般にマウス ES 細胞はフィーダー細胞と呼ばれる線維芽細胞上で，血清と**白血病抑制因子**（leukemia inhibitory factor：**LIF**）と呼ばれる液性因子存在下で培養することでその未分化性を維持できることがわかっている．マウス ES 細胞は多能性細胞の研究をするために長く用いられており，さまざまな知見が蓄積されている．そのため，ヒト ES 細胞が比較的容易に使用できるようになり，さらに人工多能性幹細胞（induced pluripotent stem cell：iPS 細胞）が樹立された現在においても幹細胞研究において重要な細胞種である．

8.1.2　神経幹細胞

神経幹細胞は，中枢神経系を構成する**ニューロン**（neuron）や，それを支持する**アストロサイト**（astrocyte）や**オリゴデンドロサイト**（oligodendrocyte）などのグリア細胞を産生する組織幹細胞である．そのため，中枢神経系が正しく構築されるためには神経幹細胞の未分化性維持，分化運命の決定が適切に行われる必要がある．

神経幹細胞の重要な性質として，発生時期依存的にその性質を大きく変化させることが知られている．たとえば，マウスの大脳新皮質においては胎生 11 日目頃までは盛んに増殖を繰り返して自らの数を増やす．その後胎生 17 日目頃までは，増殖してある程度自らの存在を維持しながら，一方でニューロンを産生する．そして，胎生 18 日目頃から出生以降はアストロサイトなどのグリア細胞を産生するようになる[1,2]．すなわち，早期の神経幹細胞と後期の神経幹細胞は異なる性質を持っており，この分化運命の変化は適切な中枢神経系の構築に重要である．

8.2　マウス ES 細胞と神経幹細胞において重要なシグナル伝達経路

8.2.1　JAK-STAT 経路

JAK-STAT 経路は，細胞の増殖，成長，免疫応答といったさまざまな細胞現象にかかわるシグナル伝達経路として知られている．さまざまなサイトカイン

や成長因子の受容体への結合は，**ヤヌスキナーゼ**（Janus kinase：JAK）の活性化を促し，JAKは**シグナル伝達性転写因子**（signal transducer and activator of transcription：STAT）タンパク質のリン酸化を行う．リン酸化されたSTATは二量体化し，転写因子としてさまざまな遺伝子の転写を制御する．

a. マウスES細胞におけるJAK-STAT経路の役割

LIFはマウスES細胞の未分化性を維持して培養するために非常に重要な液性因子として知られている．LIFの下流ではいくつかのシグナル伝達経路が活性化するが，そのなかでもJAK-STAT経路がマウスES細胞の未分化性維持に非常に重要な役割を果たすことがよく研究されている．実際に，STAT3の優性抑制型変異体を発現させてJAK-STAT経路を抑制すると，LIF存在下でもマウスES細胞の分化が誘導される[3]．逆に，LIF非存在下でもSTAT3を活性化することでマウスES細胞の未分化性を維持することができる[4]．これらの結果は，JAK-STAT経路がマウスES細胞の未分化性維持において必要かつ十分な役割を持っていることを示している．

b. マウスES細胞においてJAK-STAT経路が未分化性維持に貢献するメカニズム

JAK-STAT経路は，どのようにしてマウスES細胞の未分化性維持を実現しているのであろうか．これについては，主にマウスES細胞の未分化性維持に重要なさまざまな遺伝子の転写制御について研究がなされている．例えば，直接STAT3が転写を制御している遺伝子としてc-Mycが知られている[5]．Cartwrightらは，STAT3がc-Mycの遺伝子座のプロモーターに結合していること，STAT3を活性化するとc-Mycの転写産物が増加すること，さらにLIF非存在化でもc-Myc遺伝子を過剰発現させることでマウスES細胞の未分化性が維持できることを示した．このことは，c-Mycの発現上昇がJAK-STAT経路によるマウスES細胞の未分化性維持に重要であることを示している．

STAT3は，**クルッペル様因子4**（Kruppel-like factor 4：Klf4）の転写も直接制御している可能性が示唆されている[6]．丹羽らは，マウスES細胞にLIF添加したときのKlf4の転写上昇がJAK阻害剤を加えると抑制されること，LIFを除いてもSTAT3を強制的に活性化することでKlf4の転写量が維持されること，さらにKlf4を過剰発現させておくとLIFを除いてもある程度未分化性が維

持されることなどを示した．c-Myc と Klf4 は体細胞を iPS 細胞に誘導するときに重要なリプログラミングファクターとしても知られており[7]，STAT3 によるc-Myc，Klf4 の発現上昇はマウス ES 細胞の未分化性維持メカニズムの一つとして重要であると考えられる．

他にも，マウス ES 細胞の未分化性維持に重要なクロマチン制御因子の**ポリコーム群タンパク質**（Polycomb group protein：PcG）複合体の構成因子である **Eed**（embryonic ectoderm development）も STAT3 の直接の標的遺伝子であることが知られている[8]．ポリコーム群タンパク質複合体は，ヒストン H3（histone H3）の 27 番目のリジン（lysine）残基のメチル化（methylation）を介してクロマチン（chromatin）の状態，さらには遺伝子の転写抑制を行う複合体である．マウス ES 細胞においては，ポリコーム群タンパク質複合体が多くの分化関連遺伝子の転写を抑制することにより，未分化性の維持に寄与していると考えられている[9,10]．浦らは，STAT3 が未分化なマウス ES 細胞において Eed 遺伝子座に結合していること，活性型 STAT3 を発現させると Eed の転写産物が増加すること，逆に STAT3 の優性抑制型変異体を発現させると Eed の転写産物が減少することを示した．また，この報告では STAT3 は多能性に重要な働きをしている転写因子であるオクタマー転写因子 3/4（octamer transcription factor 3/4：Oct3/4）と協調的に Eed の転写を制御していることも示している．

c. 神経幹細胞における JAK-STAT 経路の役割

神経幹細胞においても，JAK-STAT 経路は重要な役割を果たしていることがわかっている．早期の神経幹細胞においては，JAK-STAT 経路がその未分化性の維持に貢献していることが示されている[11]．**線維芽細胞増殖因子 2**（fibroblast growth factor 2：**FGF2**）は神経幹細胞の未分化性維持に重要な液性因子としてよく用いられているが，吉松らはその下流のシグナル伝達経路として JAK-STAT 経路が重要であることを見いだした．この報告では，神経幹細胞において STAT3 をノックアウトすると FGF2 存在下でも未分化性が維持できずニューロンに分化すること，また活性型 STAT3 を発現すると逆に未分化性が維持されてニューロン分化が減少することを示した．さらに，STAT3 の直接の標的遺伝子として Dll1（delta-like 1）遺伝子をみつけ，STAT3 の下流で重要な役割を果たしていることを示した．神経幹細胞だけでなくさまざまな幹細胞で未分化性

維持に重要であることがわかっている因子として **Notch**（Notch gene homolog）受容体があるが，Dll1 は神経幹細胞において重要な Notch 受容体のリガンドである[12]．すなわち，JAK-STAT 経路は Dll1 の発現を上昇させることにより周囲の細胞の Notch 受容体を活性化して神経幹細胞の未分化性を維持していると考えられている．

一方，後期の神経幹細胞においては JAK-STAT 経路は**アストロサイト分化**に重要な役割を持つことがわかっている[13,14]．JAK-STAT 経路を活性化する液性因子として LIF や FGF2 以外にも毛様体神経栄養因子（ciliary neurotrophic factor：CNTF）があるが，神経幹細胞の初代培養系に CNTF を添加することでアストロサイト分化が促進されることが示された．また，そのアストロサイト分化の亢進は STAT3 の優性抑制型変異体の発現によりキャンセルされた．さらに，STAT3 はアストロサイトマーカーであるグリア線維酸性タンパク質（glial fibrillary acidic protein：GFAP）遺伝子座に直接結合し，転写を促進していることが示された．

d. 神経幹細胞における JAK-STAT 経路の応答性の違いを生み出すメカニズム

吉松らの報告では，早期の神経幹細胞においても STAT3 のリン酸化シグナルが観察されており，少なくともある程度は JAK-STAT 経路が活性化されていると考えられる[11]．しかし，どうして早期の神経幹細胞では GFAP の転写が活性化されてアストロサイト分化が誘導されないのであろうか．そのメカニズムの一つとして GFAP の**エピジェネティック**（epigenetic）**な転写制御**が知られている．

エピジェネティックな転写制御とは，DNA の一次配列だけでは規定されないクロマチンの状態制御による転写制御のことを指す．DNA がヒストン（histone）にまきついたヌクレオソーム（nucleosome）を基本単位として構成されるクロマチンには，さまざまな修飾が入っていることが知られている．たとえば，DNA のメチル化，ヒストンのアセチル化（acetylation），メチル化，ユビキチン化（ubiquitination）などである．これらの修飾は，さまざまなタンパク質によって特異的に認識され，さらにそのタンパク質が他のタンパク質を呼び込むことによって転写の活性化や抑制に重要な役割を担っている．

滝沢らは，早期の神経幹細胞では GFAP 遺伝子座に DNA のメチル化が入っているが，後期の神経幹細胞ではそれが外れていることを発見した[15]．そし

早期の神経幹細胞　　　　　　後期の神経幹細胞

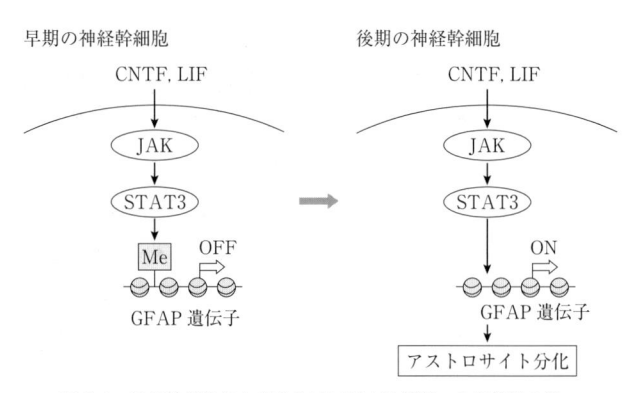

CNTF, LIF　　　　　　　　　　　CNTF, LIF

図8.1　神経幹細胞における JAK-STAT 経路への応答性の違い

て，in vitro において GFAP 遺伝子座上の STAT 結合配列にメチル化が入ると STAT3 が結合できなくなることを示した．このことから，早期の神経幹細胞では DNA のメチル化によって STAT が GFAP 遺伝子座に結合できなくなり，JAK-STAT 経路が活性化していても GFAP 遺伝子の転写が誘導されないことが示唆された．実際に，DNA のメチル化阻害剤の添加や DNA のメチル化を触媒する Dnmt1（DNA methyltransferase 1）のノックアウトによりアストロサイト分化が誘導されることが観察されている[15,16]．また，別の報告では早期の神経幹細胞では DNA のメチル化を認識して結合し，転写抑制を引き起こすことが知られているメチル化 CpG 結合タンパク質2（methyl-CpG-binding protein 2：MeCP2）が GFAP 遺伝子座上に結合していることも観察されている[16]．このことは，DNA のメチル化が STAT3 の結合を阻害しているのみならず，積極的に転写抑制にかかわる分子を誘導していることを示唆している．このように，早期と後期の神経幹細胞ではエピジェネティックな細胞の状態が異なっており，これが JAK-STAT 経路に対する応答性の違いにつながっていると考えられる（図8.1）．

8.2.2　Wnt-β-catenin 経路

Wnt-β-catenin 経路は，さまざまな発生段階やがんに重要な役割を持っているシグナル伝達経路である．Wnt は Frizzled ファミリー受容体を介して細胞内に様々なシグナルを伝えるが，その中に β-catenin を介したシグナル伝達経路が

ある.接着因子として働くβ-catenin は,通常細胞質においてはキナーゼであるグリコーゲン合成酵素キナーゼ3β(glycogen synthase kinase 3β:GSK3β)を含む複合体によってリン酸化され分解されている.しかし,Wnt が受容されるとGSK3β の活性が抑制され,細胞質に存在するβ-catenin は安定化されて核内に移行する.核内に移行したβ-catenin は T 細胞因子(T-cell factor:Tcf)あるいはリンパ系エンハンサー結合因子(lymphoid enhancer-binding factor:Lef)と結合して転写因子として働き,標的遺伝子の転写を制御する.

a. マウス ES 細胞における Wnt-β-catenin 経路の役割

Wnt-β-catenin 経路は,マウス ES 細胞において LIF と協調して未分化性維持に重要な役割を果たしていると考えられている.実際に Wnt3a の添加やGSK3β の阻害剤の添加によってマウス ES 細胞の未分化性が維持されることがわかっている[17-19].また,近年の報告では Wnt-β-catenin 経路は特にマウス ES 細胞がマウスエピブラスト幹細胞(mouse epiblast stem cells:マウス EpiS 細胞)に分化する段階を抑制していることが示された[20].マウス EpiS 細胞は,マウス胚の後期エピブラストから樹立された細胞株で,ES 細胞と同様 Oct3/4, Nanog(Nanog homeobox), Sox2(SRY-box containing gene 2), SSEA1 などのさまざまな幹細胞マーカーを発現する.また,マウス ES 細胞と同様に三胚葉形成能を有するが,生殖細胞を産み出すことができずキメラ形成能は有しない.これらのことから,マウス EpiS 細胞はマウス ES 細胞が一段階分化した幹細胞と考えられている.Berge らは,マウス ES 細胞に Wnt-β-caetnin 経路の阻害剤を添加することで,その遺伝子発現パターンがマウス EpiS 細胞様になること,また逆にマウス ES 細胞をマウス EpiS 細胞培養条件にしても Wnt3a を添加することでマウス ES 細胞様の遺伝子発現パターンが維持されることを示した.

マウス ES 細胞からマウス EpiS 細胞への分化を制御するシグナル伝達経路の一つが Wnt-β-catenin 経路であるということは,ヒトの再生医療を考えるうえでは非常に重要な知見である.なぜなら,マウス ES 細胞はヒトから樹立されたヒト ES 細胞とは異なる性質を示すのに対して,マウス EpiS 細胞は比較的ヒトES 細胞と似た性質を示すからである[21].たとえば,それぞれの細胞株を維持するための培養条件やいくつかの幹細胞マーカーの発現がマウス ES 細胞とマウスEpiS 細胞,ヒト ES 細胞で異なることが知られている.そのため,実際の幹細

胞医療を考えたときに真の多能性を有しているマウス ES 細胞と,真の多能性は有しないがヒト ES 細胞と類似したマウス EpiS 細胞との性質の違いを調べることは有意義であり,Berge らの結果は非常に興味深い.

b. マウス ES 細胞において Wnt-β-catenin 経路が未分化性を維持するメカニズム

Wnt-β-catenin 経路はどのようにマウス ES 細胞の未分化性維持を実現しているのであろうか.これまでに,Wnt-β-catenin 経路がマウス ES 細胞の未分化性に重要な転写因子群の発現を上昇させている,ということが示されている.Cole らは,マウス ES 細胞の培養液に Wnt3a を添加すると Nanog, Oct3/4, c-Myc といったマウス ES 細胞の未分化性に重要な遺伝子の転写が上昇することを明らかにした[22].また,Yi らは同様に Wnt3a の添加で Oct3/4 プロモーターの転写活性が上昇することを示した[23].これらの結果は,直接かどうかは明らかではないものの,Wnt-β-catenin 経路が多能性遺伝子群の転写活性化を介してマウス ES 細胞の未分化性維持に貢献していることを示唆している.

c. マウス ES 細胞における Wnt-β-catenin 経路と JAK-STAT 経路の相互作用

ところで,前述のように Wnt-β-catenin 経路は LIF と協調してマウス ES 細胞の未分化性を維持することが知られており,LIF 非存在化では未分化性を維持できないことが知られている[20, 24, 25].このときの作用機序の一つとして,β-catenin による STAT3 の転写活性化,発現上昇が考えられている[24].Hao らは,Wnt3a 添加あるいは活性型 β-catenin の発現によって STAT3 の転写量,タンパク量が増加することを観察している.このことは,マウス ES 細胞の未分化性維

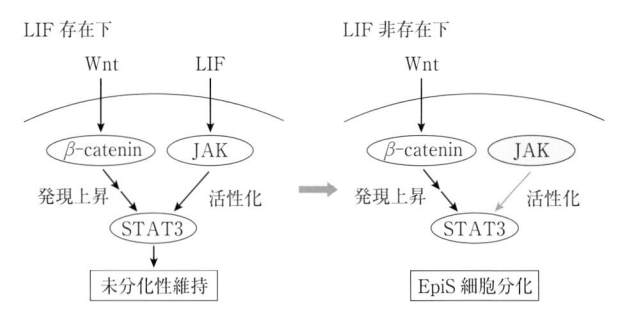

図 8.2 マウス ES 細胞における LIF 存在下,あるいは非存在下での Wnt-β-catenin 経路の働きの違い

持におけるWnt-β-catenin経路の役割の少なくとも一つはSTAT3の発現上昇であり，そのため発現上昇したSTAT3のLIFによる活性化が必要であることを示唆している（図8.2）．すなわち，マウスES細胞におけるWnt-β-catenin経路の効果はJAK-STAT経路に依存して変化しており，あるシグナル伝達経路が機能するためには他のシグナル伝達経路との相互作用が重要である一つの例であるといえる．

d. 神経幹細胞におけるWnt-β-catenin経路の役割とそのメカニズム

Wnt-β-catenin経路は，神経幹細胞においては分化誘導において重要な役割を担っていることが明らかとなっている．特に，早期の神経幹細胞においてニューロン分化を誘導することが示されている[26]．平林らは，神経幹細胞の初代培養系においてWnt7aを発現させると神経幹細胞のニューロン分化が促進されること，活性型β-cateninを発現させると同様にニューロン分化が促進されることを示した．さらに，β-cateninの重要な直接の標的遺伝子の一つが**Ngn1**であることを示した．Ngn1は大脳新皮質の神経幹細胞がニューロンに分化する際，中心的な役割を果たすことが知られているbHLH（basic helix-loop-helix）型転写因子である．よってWnt-β-catenin経路がNgn1の転写を促進することによって神経幹細胞のニューロン分化を制御しているということが明らかになった．

Wnt-β-catenin経路がニューロン分化を制御している際の標的遺伝子の候補としては，他にN-Mycが知られている[27]．c-Mycと同様，Mycファミリーに属するN-Mycは神経幹細胞に発現させるとニューロン分化を誘導することが知られているが[28]，桑原らは神経幹細胞の初代培養系にWnt3aを添加，あるいは活性型β-cateninを発現させるとN-Mycの発現が増加することを明らかにした．さらに，Wnt3a添加によるニューロン分化の促進はN-Mycのノックアウトによってキャンセルされることから，Ngn1とともにN-MycもWnt-β-catenin経路がニューロン分化を促進する際に重要な標的遺伝子の一つであることがわかった．

e. 神経幹細胞においてWnt-β-catenin経路の応答性の違いを生み出すメカニズム

ところで，このようにWnt-β-catenin経路は，早期の神経幹細胞ではニューロン分化を誘導するにもかかわらず，後期の神経幹細胞でWnt-β-catenin経路

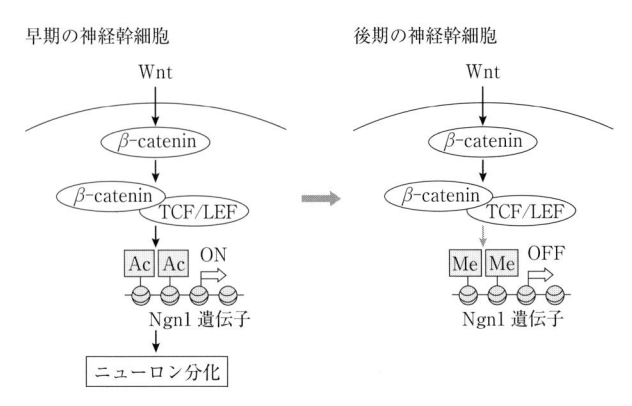

図 8.3 神経幹細胞における Wnt-β-catenin 経路への応答性の違い

を活性化してもニューロンには分化しないことが知られている．平林らは，活性型 β-catenin を発現させると早期の神経幹細胞のニューロン分化が促進するにもかかわらず，後期の神経幹細胞ではニューロン分化が促進されないことを発見した[29]．後期の神経幹細胞に Ngn1 を遺伝子導入した際にはニューロン分化の促進が観察されたことから，後期の神経幹細胞もニューロンに分化する能力は有しているのにもかかわらず，Wnt-β-catenin 経路には反応しなかったのである．

どうして，Wnt-β-catenin 経路に対する反応性が大きく異なるのであろうか．そのメカニズムとしてエピジェネティックな転写制御があげられる．平林らは，Ngn1 遺伝子座において転写活性化に寄与するヒストン修飾であるヒストン H3 のアセチル化が早期の神経幹細胞では多いが，後期の神経幹細胞では減少すること，また抑制性のヒストン修飾であるヒストン H3 の 27 番目のリジン残基のメチル化が早期の神経幹細胞では少ないが，後期の神経幹細胞では増加することを発見した[29]．さらに，後期の神経幹細胞にヒストンアセチル化を亢進するヒストン脱アセチル化酵素阻害剤を添加すると Ngn1 遺伝子の転写が亢進することを示した．そして，ヒストン H3 リジン 27 のメチル化を触媒するポリコーム群タンパク質複合体の構成因子である Ezh2（enhancer of zeste homolog 2），あるいはそれを認識して転写抑制を担う複合体の構成因子である Ring1B（ring finger protein 1B）をそれぞれノックアウトすると Ngn1 の転写量が増加し，ニューロン分化が促進され，逆にアストロサイト分化が抑制されることがわかった．これらの結果から，後期の神経幹細胞において Wnt-β-catenin 経路が活性化しても

ニューロン分化が誘導されない理由の一つとして，Ngn1遺伝子座におけるヒストンのアセチル化，メチル化などのエピジェネティックな修飾の変化が重要であると考えられる（図8.3）．このように，JAK-STAT経路とともにWnt-β-catenin経路に関しても早期の神経幹細胞と後期の神経幹細胞では細胞内のエピジェネティックな状態の違いがその応答性の違いを生み出していると考えられる．

8.2.3 BMP-Smad経路

細胞増殖や分化，細胞死などさまざまな細胞現象を制御するトランスフォーミング増殖因子β（transforming growth factor β：TGF-β）スーパーファミリーのなかに，骨形成タンパク質（bone morphogenetic protein：BMP）サブファミリーがある．TGF-βスーパーファミリーの下流では，**Smadタンパク質**がシグナル伝達分子として働くが，BMPの下流では特にSmad1/5/8が重要であると考えられている．BMPがセリンスレオニンキナーゼである受容体と結合するとSmad1/5/8がリン酸化される．リン酸化されたSmad1/5/8は，Smad4と三量体を形成し，核内でターゲット遺伝子の発現を制御する．

a. マウスES細胞におけるBMP-Smad経路の役割

BMP-Smad経路はLIFと協調してマウスES細胞の未分化性維持に重要な働きをしていることが示されている[30]．YingらはBMP2/4とLIFを添加すればフィーダー細胞や血清がなくても未分化性が維持できることを示した．この結果は，マウスES細胞の未分化性を維持するための血清やフィーダー細胞がどういった役割をしていたかについて重要な知見を与える結果である．さらに，彼らはBMP-Smad経路が活性化する遺伝子として分化抑制タンパク質（inhibition of differentiation protein：Id）と呼ばれる転写因子を発見している．Idは，抑制性のHLH型転写因子の一つで主に幹細胞の分化を抑制する遺伝子として知られている．マウスES細胞でもこのIdが発現することでBMPの下流で未分化性が維持されていると考えられている．

b. マウスES細胞においてBMP-Smad経路の応答性の違いを生み出すメカニズム

ところで，BMP-Smad経路はマウスES細胞の分化運命の決定にも寄与して

いることが知られている．実際に，さまざまな報告でLIF非存在下ではBMP添加により中胚葉，あるいは内胚葉分化を誘導することがわかっている[31-33]．このように，BMP-Smad経路を活性化したときに同じマウスES細胞でも異なる表現系が観察される．これについて，YingらはIdの作用機序で説明をしている．すなわち，IdはマウスES細胞から神経外胚葉への分化は抑制するが，中胚葉，内胚葉分化は抑制しない．そのため，中胚葉，内胚葉分化を抑制するJAK-STAT経路が存在しないとBMP-Smad経路だけでは神経外胚葉への分化を抑制するだけで，マウスES細胞の未分化性は維持されない．逆にフィーダー細胞が存在しないとLIFだけではマウスES細胞が維持できないことから，マウスES細胞の未分化性維持においてBMP-Smad経路とJAK-STAT経路は互いに補完しあっているといえる（図8.4）．すなわち，BMP-Smad経路とJAK-STAT経路の相互作用こそがマウスES細胞の未分化性の維持に重要であるといえる．

　前述のようにマウスES細胞の未分化性は，LIFとBMP2/4を添加するだけで維持できるが，上記の仮説ではマウスES細胞の未分化性維持におけるJAK-STAT経路とBMP-Smad経路の役割はマウスES細胞の分化を抑制することであるといえる．そこで，次にYingらはそもそもマウスES細胞の分化を誘導するシグナル自体を抑制すれば，マウスES細胞の未分化性を維持できるのではないかと考えた[34]．マウスES細胞において分化を誘導するシグナルとしてはFGF4-MAPK（mitogen-activating protein kinase）経路があげられる．よって

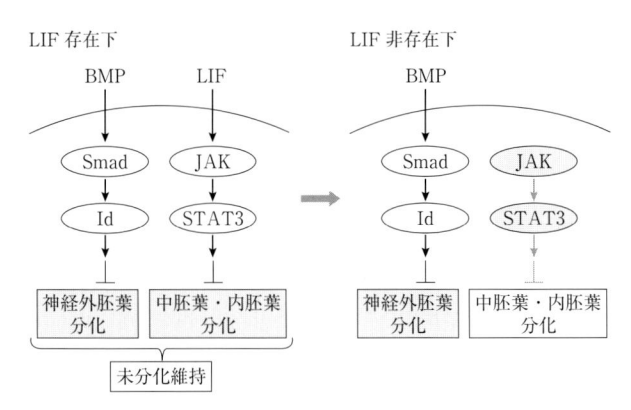

図8.4　マウスES細胞におけるLIF存在下，非存在下でのBMP-Smad経路への応答の違い

彼らは，FGF4-MAPK シグナル伝達経路を抑制する阻害剤2種類と，MAPK 阻害による細胞死を防ぐための GSK3β 阻害剤を加えることで，LIF と BMP2/4 非存在下でもマウス ES 細胞の未分化性が十分維持できることを示した．この結果は，マウス ES 細胞は分化を誘導するシグナルさえ無ければ，増殖因子やサイトカインなどがなくても未分化性を維持できる「基底状態」が存在することを示唆しており興味深い．また，それぞれのシグナル伝達経路がどういった作用機序でどういった影響を幹細胞に与えるのかを考察することで，その幹細胞の本来の性質を知ることができることを示唆しており，幹細胞におけるシグナル伝達研究の重要性を改めて示している．

c. 神経幹細胞における BMP-Smad 経路の役割

BMP-Smad 経路は神経幹細胞においても分化運命の決定に重要な役割を果たすことが知られている．まず，Smad1 は STAT3 との結合を介して GFAP 遺伝子の転写を促進し，アストロサイト分化を誘導することが示されている[35]．中島らは，LIF と BMP2 を神経幹細胞の初代培養系に添加すると協調的にアストロサイト分化を促進することを示した．また，Smad1 と STAT3 が p300 という転写活性化因子を介して結合することを示し，分子的にも BMP-Smad 経路と JAK-STAT 経路が協調的にアストロサイト分化を誘導する可能性を示唆した．また，その後の報告で BMP-Smad 経路は STAT3 との相互作用だけでなく，マウス ES 細胞のときと同様，Id の発現を介してニューロン分化を抑制し，結果的にアストロサイト分化を促進することもわかった[36]．このとき Id は，ニューロン分化に中心的な役割を果たす Mash1 と結合し，その活性を抑制することでニューロン分化を抑制すると考えられている．

一方で，BMP-Smad 経路はニューロン分化の促進にも重要な役割を果たしているという報告がある．Sun らは，Ngn1 を発現させると CNTF あるいは BMP 存在下でもアストロサイト分化が抑えられ，ニューロンに分化することを示した[37]．この報告では，Ngn1 は Smad1，CBP（CREB binding protein）/p300 と複合体を形成し，ニューロン分化に働く NeuroD（neurogenic differentiation）転写因子の発現を上昇させることが Smad1 によるニューロン分化のメカニズムであるとしている．

138   8. 幹細胞とシグナル伝達

```
Wnt-β-catenin 経路＞JAK-STAT 経路        Wnt-β-catenin 経路＜JAK-STAT 経路

 Wnt    BMP   CNTF, LIF              Wnt    BMP   CNTF, LIF
  ↓      ↓       ↓                    ↓      ↓       ↓
(β-catenin)(Smad1)(JAK)             (β-catenin)(Smad1)(JAK)
  ↓      ↓       ↓                    ↓      ↓       ↓
(Ngn1) (Smad1)(STAT3)       →       (Ngn1) (Smad1)(STAT3)
       (CBP/p300)                          (CBP/p300)
         ↓                                    ↓
(Ngn1)(Smad1)                           (Smad1)(STAT3)
   (CBP/p300)                            (CBP/p300)
      ↓                                      ↓
  ニューロン分化                          アストロサイト分化
```

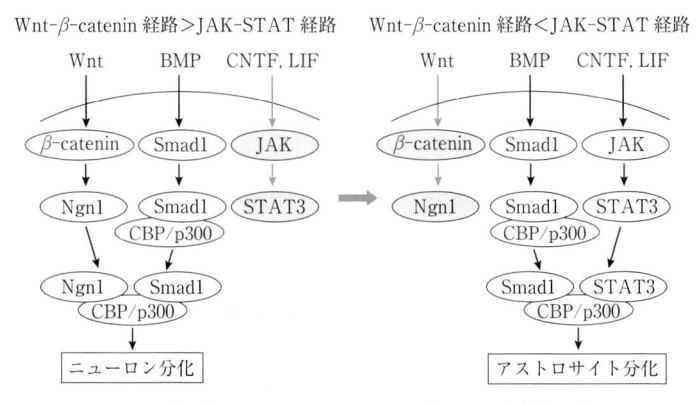

図 8.5　神経幹細胞における BMP-Smad 経路への応答性の違い

d. 神経幹細胞において BMP-Smad 経路の応答性の違いを生み出すメカニズム

では，ニューロン分化とアストロサイト分化というまったく異なる分化運命を同じ BMP-Smad 経路が誘導するメカニズムは何であろうか．Sun らは，Ngn1 と STAT3 による Smad1-CBP/p300 複合体の取り合いがそのメカニズムであるとしている[37]．前述のように，STAT3 と Ngn1 はいずれも Smad1-CBP/p300 複合体と結合するが，Ngn1 の過剰発現により STAT3 と CBP の結合が減少することを示している．また，CBP を過剰発現しておくと Ngn1 を過剰発現してもアストロサイト分化を抑制できないこと，Ngn1 を過剰発現しておくと BMP はニューロン分化の促進に働くことを示した．このことは，BMP-Smad 経路は Ngn1 によるニューロン分化と STAT3 によるアストロサイト分化の両方を促進するが，Ngn1 と STAT3 の量や活性の違いによって神経幹細胞の分化運命が決定するということを示唆している．前述の結果から，Ngn1 の上流は Wnt-β-catenin 経路であることから，Wnt-β-catenin 経路と JAK-STAT 経路が BMP-Smad 経路の活性化による Smad1-CBP/p300 複合体を取り合うというシグナル伝達経路の相互作用が神経幹細胞の分化運命の決定に重要である可能性がある（図 8.5）．

このように，JAK-STAT 経路，Wnt-β-catenin 経路，BMP-Smad 経路の 3 種類のシグナル伝達経路が，マウス ES 細胞と神経幹細胞という 2 種類の幹細胞

表8.1 シグナル伝達経路が活性化したときのマウスES細胞あるいは神経幹細胞が示す表現型

	JAK-STAT 経路	Wnt-β-catenin 経路	BMP-Smad 経路
マウス ES 細胞	未分化性維持	LIF$^+$：未分化性維持	LIF$^+$：未分化性維持 LIF$^-$：中胚葉，内胚葉分化
神経幹細胞	早期：未分化性維持 後期：アストロサイト分化	早期：ニューロン分化	早期：ニューロン分化 後期：アストロサイト分化

でいかにして働いているのか，ということを取り上げるだけでもそれぞれのシグナル伝達経路の働きは多様であることがわかる（表8.1）．そして今回は，その多様性を生み出している原因として，細胞ごとによるエピジェネティックな状態の違いやシグナル伝達経路の相互作用をあげた．この違いを知ることは，基礎生物学の観点から，それぞれの細胞がどういった細胞であるのかを考察するうえでも非常に興味深い．そして，実際に再生医療の現場で幹細胞を利用する際には，それぞれのシグナル伝達経路がどのような作用機序でそれぞれの幹細胞にどのような影響を与えるのかを常に考慮することが，適切な幹細胞利用につながると考えられる．よって，今後も幹細胞におけるさまざまなシグナル伝達経路の役割が明らかになっていくことを期待したい．　　　　　〔岸　雄介・後藤由季子〕

文　献

1) Hirabayashi Y, Gotoh Y : Stage-dependent fate determination of neural precursor cells in mouse forebrain. Neurosci Res 51 : 331-336, 2005
2) Miller FD, Gauthier AS : Timing is everything : making neurons versus glia in the developing cortex. Neuron 54 : 357-369, 2007
3) Niwa H, et al : Self-renewal of pluripotent embryonic stem cells is mediated via activation of STAT3. Genes Dev 12 : 2048-2060, 1998
4) Matsuda T, et al : STAT3 activation is sufficient to maintain an undifferentiated state of mouse embryonic stem cells. EMBO J 18 : 4261-4269, 1999
5) Cartwright P, et al : LIF/STAT3 controls ES cell self-renewal and pluripotency by a Myc-dependent mechanism. Development 132 : 885-896, 2005
6) Niwa H, et al : A parallel circuit of LIF signalling pathways maintains pluripotency of mouse ES cells. Nature 460 : 118-122, 2009
7) Takahashi K, Yamanaka S : Induction of pluripotent stem cells from mouse embryonic and adult fibroblast cultures by defined factors. Cell 126 : 663-676, 2006
8) Ura H, et al : STAT3 and Oct-3/4 control histone modification through induction of Eed in embryonic stem cells. J Biol Chem 283 : 9713-9723, 2008
9) Azuara V, et al : Chromatin signatures of pluripotent cell lines. Nat Cell Biol 8 : 532-538,

10) Boyer LA, et al: Polycomb complexes repress developmental regulators in murine embryonic stem cells. Nature 441:349-353, 2006
11) Yoshimatsu T, et al: Non-cell-autonomous action of STAT3 in maintenance of neural precursor cells in the mouse neocortex. Development 133:2553-2563, 2006
12) Kawaguchi D, et al: Selection of differentiating cells by different levels of delta-like 1 among neural precursor cells in the developing mouse telencephalon. Development 135: 3849-3858, 2008
13) Bonni A, et al: Regulation of gliogenesis in the central nervous system by the JAK-STAT signaling pathway. Science 278:477-483, 1997
14) Rajan P, McKay RD: Multiple routes to astrocytic differentiation in the CNS. J Neurosci 18:3620-3629, 1998
15) Takizawa T, et al: DNA methylation is a critical cell-intrinsic determinant of astrocyte differentiation in the fetal brain. Dev Cell 1:749-758, 2001
16) Fan G, et al: DNA methylation controls the timing of astrogliogenesis through regulation of JAK-STAT signaling. Development 132:3345-3356, 2005
17) Anton R, et al: Beta-catenin signaling contributes to stemness and regulates early differentiation in murine embryonic stem cells. FEBS Lett 581:5247-5254, 2007
18) Sato N, et al: Maintenance of pluripotency in human and mouse embryonic stem cells through activation of Wnt signaling by a pharmacological GSK-3-specific inhibitor. Nat Med 10:55-63, 2004
19) Singla DK, et al: wnt3a but not wnt11 supports self-renewal of embryonic stem cells. Biochem Biophys Res Commun 345:789-795, 2006
20) Berge DT, et al: Embryonic stem cells require Wnt proteins to prevent differentiation to epiblast stem cells. Nat Cell Biol 13:1070-1075, 2011
21) Pera MF, Tam PP: Extrinsic regulation of pluripotent stem cells. Nature 465:713-720, 2010
22) Cole MF, et al: Tcf3 is an integral component of the core regulatory circuitry of embryonic stem cells. Genes Dev 22:746-755, 2008
23) Yi F, et al: Tcf3 functions as a steady-state limiter of transcriptional programs of mouse embryonic stem cell self-renewal. Stem Cells 26:1951-1960, 2008
24) Hao J, et al: WNT/beta-catenin pathway up-regulates Stat3 and converges on LIF to prevent differentiation of mouse embryonic stem cells. Dev Biol 290:81-91, 2006
25) Ogawa K, et al: Synergistic action of Wnt and LIF in maintaining pluripotency of mouse ES cells. Biochem Biophys Res Commun 343:159-166, 2006
26) Hirabayashi Y, et al: The Wnt/beta-catenin pathway directs neuronal differentiation of cortical neural precursor cells. Development 131:2791-2801, 2004
27) Kuwahara A, et al: Wnt signaling and its downstream target N-myc regulate basal progenitors in the developing neocortex. Development 137:1035-1044, 2010
28) Nagao M, et al: Coordinated control of self-renewal and differentiation of neural stem cells by Myc and the p19ARF-p53 pathway. J Cell Biol 183:1243-1257, 2008
29) Hirabayashi Y, et al: Polycomb limits the neurogenic competence of neural precursor

cells to promote astrogenic fate transition. Neuron 63:600-613, 2009
30) Ying QL, et al:BMP induction of Id proteins suppresses differentiation and sustains embryonic stem cell self-renewal in collaboration with STAT3. Cell 115:281-292, 2003
31) Johansson BM, Wiles MV:Evidence for involvement of activin A and bone morphogenetic protein 4 in mammalian mesoderm and hematopoietic development. Mol Cell Biol 15:141-151, 1995
32) Wiles MV, Johansson BM:Embryonic stem cell development in a chemically defined medium. Exp Cell Res 247:241-248, 1999
33) Ying QL, et al:Conversion of embryonic stem cells into neuroectodermal precursors in adherent monoculture. Nat Biotechnol 21:183-186, 2003
34) Ying QL, et al:The ground state of embryonic stem cell self-renewal. Nature 453:519-523, 2008
35) Nakashima K, et al:Synergistic signaling in fetal brain by STAT3-Smad1 complex bridged by p300. Science 284:479-482, 1999
36) Nakashima K, et al:BMP2-mediated alteration in the developmental pathway of fetal mouse brain cells from neurogenesis to astrocytogenesis. Proc Natl Acad Sci USA 98:5868-5873, 2001
37) Sun Y, et al:Neurogenin promotes neurogenesis and inhibits glial differentiation by independent mechanisms. Cell 104:365-376, 2001

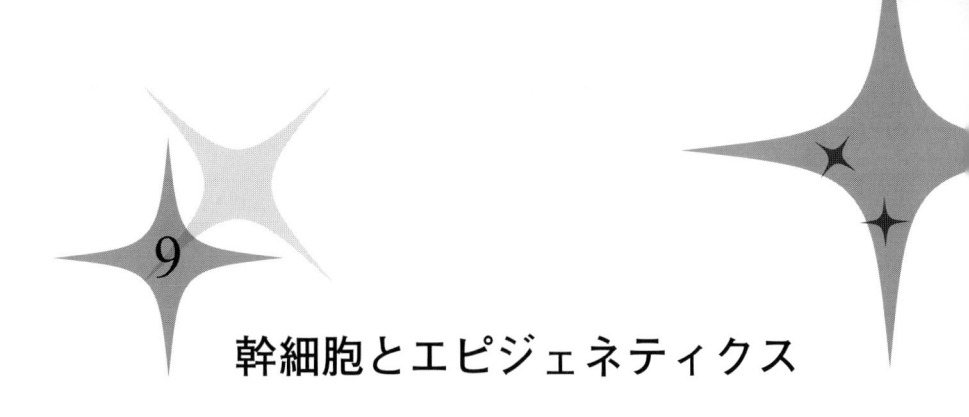

9 幹細胞とエピジェネティクス

　エピジェネティクスとは，DNA の配列変化を伴うことなく，クロマチンへの後天的な修飾により遺伝子発現が制御される現象を意味し，ヒストンの化学修飾，DNA のメチル化，クロマチンリモデリング，各種の RNA などによる遺伝子発現制御が含まれる．生体の組織・臓器を構成する細胞は同一のゲノムを有しているが，個々の細胞はエピジェネティックな制御機構により遺伝子情報の厳密な発現制御を受けており，多様な形態と機能を獲得する．近年，胚性幹細胞(embryonic stem cell：ES 細胞)をモデルとした網羅的な発現解析，ゲノムワイドなクロマチン免疫沈降解析などから，幹細胞のエピジェネティック制御の解析が進み，幹細胞特有な細胞形質がエピジェネティックな観点から理解されつつある．ここでは，幹細胞のエピジェネティック制御機構の最新の知見を概説する．

9.1　DNA のメチル化修飾

　哺乳動物において，ゲノム DNA のメチル化は，**CpG 配列**と呼ばれるシトシン塩基とグアニン塩基が並列する領域のシトシン塩基の 5 位の炭素が標的となる．ゲノム全体では CpG 配列は，セントロメア近傍やイントロン，トランスポゾンなどの非遺伝子領域に認められ，高度にメチル化されている．一方で，局所的に CpG 配列が集中している CpG アイランドと呼ばれる領域（約 0.5～2 kb）が遺伝子の 5′ 末端側のプロモーター領域に多く認められる．多くの場合，CpG アイランドは低メチル化状態に保たれ遺伝子の転写が活性化している．哺乳類において，これらの DNA メチル化を触媒する酵素として，DNA 複製に伴い DNA メチル化を維持する DNA メチル化酵素（DNA methyltransferase：DNMT）1

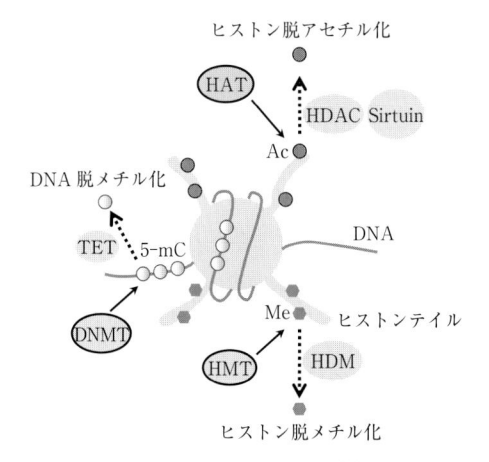

図 9.1 ヒストンの化学的修飾
DNMT：DNA メチル化酵素，HAT：ヒストンアセチル化酵素，HDAC：ヒストン脱アセチル化酵素，Sirtuin：NAD$^+$依存性 HDAC (SIRT1-7)，HMT：ヒストンメチル化酵素，HDM：ヒストン脱メチル化酵素，Ac：アセチル化，Me：メチル化，5-mC：5-メチルシトシン．

と新規にメチル化を導入する DNMT3A/3B が存在する（図 9.1）．メチル化されたシトシンにはメチル化シトシン結合蛋白質（MeCP, MBD1-4）が結合するとともに，ヒストン脱アセチル化酵素や転写のコリプレッサーなどがリクルートされ転写は抑制された状態に維持される[1]．

近年のエピジェネティクスの領域におけるトピックの一つは DNA の脱メチル化の機構が明らかになったことであろう[2]（図 9.1）．TET1-3 は α-ケトグルタル酸と二価鉄に依存性の酵素であり，5-メチルシトシン（5-mC）を 5-ハイドロキシメチルシトシン（5-hmC）へと水酸化する酵素であることが示された．5-hmC はハイドロキシメチルウラシル（5-hmU）へと脱アミノ化され，5-hmU は主に thymine DNA glycosylase により切り出され，塩基除去修復（base excision repair：BER）により非メチル化シトシンに置換される．また，5-hmC がさらに TET によりカルボキシル（5-caC）され，thymine DNA glycosylase により切り出される経路も考えられている．

9.2 ヒストンの化学的修飾

クロマチン構成蛋白質であるヒストン N 末端領域は**ヒストンテイル**と呼ばれ，アセチル化，メチル化，ユビキチン化，リン酸化，スモ (SUMO) 化などの化学修飾を受けることで，転写，複製，DNA 修復の制御に関与している．このような**ヒストン修飾**は，その組合せによって多様な細胞機能が発揮されることから**ヒストンコード**と呼ばれ，重要なエピジェネティック情報として認識されている．これらのヒストン修飾による転写制御は，化学修飾の種類や修飾を受けるアミノ酸残基により，転写活性化に機能するのか，または転写抑制化かが規定されている．一般的に，ヒストンアセチル化は転写活性化に働くが，ヒストンメチル化は標的アミノ酸残基の種類とヒストンテイルにおける位置により異なる．たとえば，転写活性化のエピジェネティックマークとされるヒストン H3 リジン 4 のトリメチル化 (H3K4me3) 修飾は主としてプロモーター領域の比較的広範な領域で認められ，H3K4me2 はより遺伝子後半部に認められる．転写抑制に働

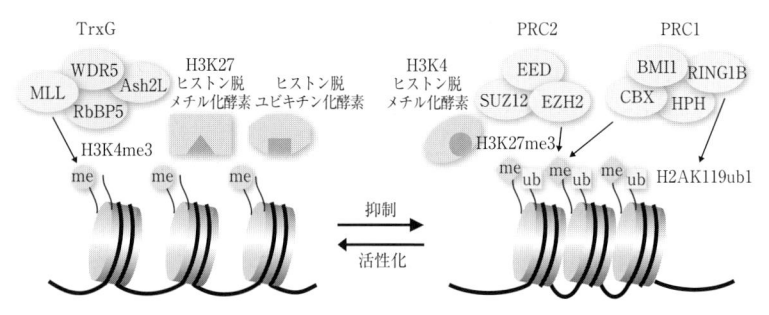

図 9.2 トライソラックス群複合体とポリコーム群複合体によるヒストン修飾
トライソラックス群 (trxG) 複合体の構成分子である MLL による H3K4 のトリメチル化，UTX/JMJD3 などの脱メチル化酵素による H3K27me3 の脱メチル化，さらにはモノユビキチン化 H2AK119 (H2AK119ub1) の脱ユビキチン化は転写を活性化する (図左側)．一方で，ポリコーム群 (PcG) 複合体である PRC2 による H3K27 のトリメチル化 (H3K27me3) および PRC1 による H2AK119 のモノユビキチン化 (H2AK119ub1)，JARID1 などによる H3K4me3 の脱メチル化は転写抑制に働く．PcG を介した転写抑制機構は，まず PRC2 の EZH2 により H3K27 がトリメチル化され，この H3K27me3 を PRC1 の CBX/HPC がそのクロモドメインを介して認識し PRC1 がリクルートされる．RING1A/1B はユビキチン E3 リガーゼとして H2AK119 をモノユビキチン化する．BMI1 は酵素活性を持たず，RING1A/1B と結合することによりその酵素活性を促進する．また，この結合により，相互の蛋白質が安定化する (図右側)．

く H3K27me3 と H2AK119 のモノユビキチン化（H2Aub1）は転写開始点近傍に濃縮される．このようなヒストン修飾の中で，**トライソラックス群**（trithorax group：TrxG）複合体と**ポリコーム群**（polycomb group：PcG）複合体によるヒストン修飾（H3K4me3 と H3K27me3）が幹細胞特異性を規定するヒストン修飾を形成することが明らかとなった[3-6]．

ヒトの PcG 複合体は，生化学的に 2 種類の複合体（polycomb repressive complex（PRC）1 および PRC2）に大別され，PRC1 は CBX，HPH，RING1A/B，BMI/MEL18 などから，PRC2 は EZH2，EED，SUZ12 などから構成されている（図 9.2）．RING1B は，H2AK119 のユビキチン E3 リガーゼであり，H2AK119 をモノユビキチン化（H2Aub1）することにより転写伸長の阻害とクロマチン凝集を引き起こし，PcG 依存的な転写抑制の重要な役割を担っている．EZH2 は H3K27 のメチル化酵素である．一般的には，はじめに PRC2 が標的遺伝子座に結合し，H3K27 をトリメチル化し（H3K27me3），これを CBX のクロモドメインが認識し PRC1 がリクルートされ，転写抑制状態の維持に働くと考えられている．一方で，TrxG は MLL，WDR5，ASH などから構成される．MLL は H3K4 に対するヒストンメチル化酵素であり，転写活性化に働く（図 9.2）．PcG と TrxG は転写に拮抗的に作用することから，これらの因子群のバランスにより標的遺伝子の発現が制御されると考えられている．これらのヒストン修飾は，ヒストン修飾を付加または除去する酵素群により動的に制御されている．すなわち，アセチル化修飾は，ヒストンアセチル化酵素（histone acetyltransferase：HAT）とヒストン脱アセチル化酵素（histone deacetylase：HDAC），メチル化修飾は，ヒストンメチル化酵素（histone methyltransferase：HMT）とヒストン脱メチル化酵素（histone demethylase：HDM）のバランスにより制御されている[6]（図 9.1）．

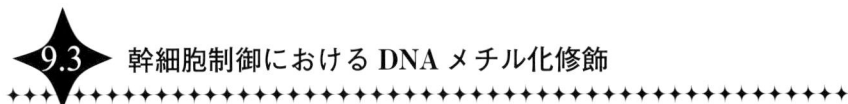

9.3 幹細胞制御における DNA メチル化修飾

ES 細胞は DNA メチル化レベルが低い内部細胞塊から作出されるが，ES 細胞作出の過程でゲノムワイドに DNA メチル化レベルが上昇する．興味深いことに，DNA メチル化がない $Dnmt1^{-/-}Dnmt3a^{-/-}Dnmt3b^{-/-}$ ES 細胞の解析から，DNA

メチル化は ES 細胞の自己複製能の維持とゲノム安定性の維持には必要ではないことが明らかにされた．これは低メチル化状態にある内部細胞塊の状態を反映しているのではないかと考えられる．ただし，DNA メチル化によって主にその発現が抑制されている遺伝子も複数同定されており，たとえば栄養外胚葉の分化に重要な *Klf5* のプロモーターの DNA は ES 細胞で高度のメチル化を受けており，ES 細胞は栄養外胚葉へ分化できない．興味深いことにそのメチル化レベルは *Dnmt1*$^{-/-}$ ES 細胞で有意に低下し，栄養外胚葉への分化能を獲得する．一方で，ゲノムワイドな DNA の低メチル化は ES 細胞の本来の三胚様系列への分化を著明に障害する[7,8]．

ES 細胞の分化に従ってゲノムワイドな DNA メチル化レベルは大きく変化はしないものの，局所的にみれば一部の CpG は新規にメチル化を受け，高度にメチル化されていた CpG が脱メチル化されるなど，分化に伴う DNA メチル化のプロファイルはダイナミックに変換される．新規にメチル化を受ける遺伝子のなかには *Oct3/4* などの多能性を規定する転写因子群をはじめとした ES 細胞特異的遺伝子が含まれており，これらの遺伝子の分化細胞における異所性の発現を抑制しているものと考えられる[7,8]．

ES 細胞とは対照的に，**DNA メチル化制御**は，組織幹細胞の維持に必須である（表 9.1）[9]．*Dnmt1* 遺伝子欠損マウスにおいては，造血幹細胞の自己複製能が障害される．また，興味深いことに *Dnmt1* hypomorph マウスの多能性前駆細胞

表 9.1　幹細胞における DNA メチル化酵素の役割

幹細胞種	自己複製	分化
ES 細胞		
Dnmt1$^{-/-}$	○	×
Dnmt3a$^{-/-}$	○	×
Dnmt3b$^{-/-}$	○	×
造血幹細胞		
Dnmt1$^{-/-}$	×	×
Dnmt3a$^{-/-}$	亢進	×
Dnmt3a$^{-/-}$*Dnmt3b*$^{-/-}$	×	○
表皮幹・前駆細胞		
Dnmt1	×	○
Dnmt3a	?	?
Dnmt3b	?	?

○：ほぼ正常，×：異常を認める，?：不明

においては骨髄球・赤芽球系分化関連遺伝子の発現が亢進し，リンパ球分化が抑制される．血液細胞のゲノムワイドなDNAメチル化修飾の解析は，分化段階によってDNAメチル化修飾の状態が動的に変化することを明らかにしたが，骨髄球系細胞分化よりもリンパ球分化がよりDNAメチル化修飾に依存性が高いことが確認されており，*Dnmt1* hypomorphマウスにおいてリンパ球分化が障害され骨髄球に分化が偏る知見と符合する．一方，*Dnmt3a*と*Dnmt3b*を両方欠損するマウスにおいては，造血幹細胞の自己複製が障害されるものの分化には明らかな異常が認められない．ところが，*Dnmt3a*単独ノックアウトマウスにおいては，造血幹細胞機能の亢進と骨髄球系細胞への分化障害が認められることが最近報告された．したがって，DNAメチル化状態がどの程度破綻するかによって発現が変動する遺伝子群は変化し，その総和としての表現系もさまざまに変わりうるものと考えられる．そのほか，表皮においても*Dnmt1*が表皮前駆細胞に特異的に発現しており，表皮前駆細胞の分化に関連する多くの遺伝子プロモーターが未分化前駆細胞においてメチル化により発現抑制を受けること，分化に伴い脱メチル化され発現が誘導されることが示された．したがって，*Dnmt1*を欠損させると表皮前駆細胞が分化し，未分化な細胞画分が維持されなくなる．以上より，DNAメチル化修飾は組織幹細胞の自己複製能・未分化性の維持とその分化制御に重要な機能を有するといえる．

9.4 幹細胞制御におけるヒストン修飾

　幹細胞は分化の多能性を維持したまま自身のコピーを作成し（自己複製），幹細胞プールを一定に維持する．幹細胞は分化多能性を有しており，分化制御遺伝子の発現は抑制されているものの，細胞分化に伴いいつでも活性化されうる状態（すなわち**可逆的な発現抑制状態**）を維持している．この可逆的な発現抑制状態が幹細胞らしさを決定づける要因の一つである．興味深いことに，ES細胞では細胞分化にかかわる分化制御遺伝子，すなわち，分化誘導に伴い転写が活性化される転写因子，シグナル分子などのプロモーター領域にPRC2による転写抑制化（H3K27me3）とTrxGによる活性化（H3K4me3）の相反するヒストン修

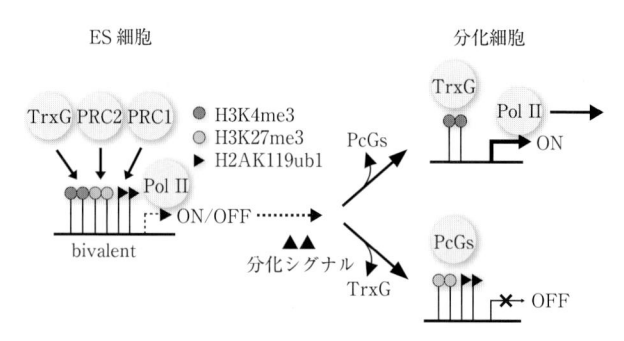

図 9.3 bivalent domain による多能性の制御
ES 細胞では，発生や細胞分化に関連する遺伝子のプロモーター領域は bivalent domain と呼ばれるヒストン修飾を受ける．bivalent domain には H3K4me3（転写活性化）と H3K27me3（転写抑制）の相反するヒストン修飾が共存している．また多くは H2AK119 のモノユビキチン化（H2AK119ub1：転写抑制）修飾も共存している．bivalent domain には，転写開始型 RNA ポリメラーゼ II（S5-RNAP）が共局在するものの転写伸長型（S2-RNAP）には変換されない．したがって，bivalent gene は転写開始状態にあるが転写伸長反応が阻害された状態で維持されているものと考えられる．この状態は，細胞内外のシグナルに対応して，あらゆる方向の細胞運命の決定・細胞分化をすみやかに開始しうる状態，すなわち分化多能性を維持する状態と考えられる．bivalent domain は分化シグナルを受けて TrxG と PcG によるヒストン修飾のバランスが変化し，結果的に標的遺伝子発現の ON/OFF が制御され，ES 細胞の分化方向性が決定される．

飾が共存する **bivalent domain** が形成されることが明らかとなった[3-6]（図 9.3）．その後 bivalent domain の大半は PRC1 によるヒストン修飾（H2AK119ub1）も付加されていることが示された．重要な点は，bivalent domain には 5 番目のセリンがリン酸化された転写開始型 RNA ポリメラーゼ II（S5-RNAP）が共局在するものの，この RNA ポリメラーゼ II は 2 番目のセリンがさらにリン酸化された転写伸長型（S2-RNAP）には変換されていないという点である．したがって，bivalent gene は転写開始状態にあるが転写伸長反応が阻害された状態で維持されているものと考えられる．すなわち，分化制御遺伝子の転写はアクセルを踏み込みつつも，ブレーキが同時に踏み込まれている状態とたとえることができよう．この状態は，細胞内外のシグナルに対応して，あらゆる方向の細胞運命の決定・細胞分化をすみやかに開始しうる状態，すなわち分化多能性を維持する状態と考えられる．bivalent domain は未分化状態を維持する ES 細胞において分化制御遺伝子のプロモーター領域に広く検出されるが，CpG 密度が高い（>7% over 300 bp）プロモーターに多く，そのほとんどのプロモーターの中心的な CpG 領域は DNA メチル化を受けていない[7,8]．bivalent domain は分化シグナルを受け

てTrxGとPcGによるヒストン修飾のバランスが変化し，結果的に標的遺伝子発現のON/OFFが制御され，ES細胞の分化方向性が決定される（図9.3）．したがって，分化にしたがいbivalent domainは減少する．

 $Ring1A^{-/-} Ring1B^{-/-}$ ES細胞では，PRC1によるヒストン修飾が消失し，bivalent geneの脱抑制が起こる．その結果，ES細胞の増殖は停止し，細胞は分化する． $Ezh2^{-/-}$, $Eed^{-/-}$, $Suz12^{-/-}$ ES細胞においては自己複製能は維持されるものの一部の分化関連遺伝子の脱抑制が認められる．その結果，これらのES細胞は特定の細胞系譜への自律的な分化傾向を示し，多能性が障害されている[7,8]．また，ES細胞におけるbivalent geneの約半数は，ES細胞の未分化性の維持に働く転写因子（Oct3/4, Sox2, Nanogなど）の標的遺伝子と重複することが知られており，PRC1とOct3/4の直接の会合も報告されている．これらの転写因子はそれぞれが特定の細胞系譜への分化を抑制することが示されており，PcGとの協調作用により分化多能性維持に寄与するものと想定される[7,8]．

 造血幹細胞や神経幹細胞においても分化に関連する遺伝子座にはbivalent domainが検出され，ES細胞と同様にbivalent domainを介した分化多能性の維持がなされている．筆者らは造血幹細胞，造血多能性前駆細胞においてB細胞系分化制御遺伝子 Ebf1, Pax5 プロモーターの活性がbivalent domainにより抑制されていること，PcG遺伝子である Bmi1 を欠損する造血幹細胞，多能性前駆細胞においてはbivalent domainのPcG修飾がはずれて Ebf1, Pax5 が異所性に発現し，B細胞分化のプログラムが早期に活性化してしまうことを明らかにした[10]．この知見は，組織幹細胞においてもbivalent domainを介した多能性の維持機構が機能していることを示している．しかし，組織幹細胞は分化全能性を持たず，分化が特定の方向に制限された細胞であり，組織幹細胞ごとに可逆的に転写抑制するべき分化制御因子が異なるはずである．たとえば，造血幹細胞における血液系分化制御遺伝子と神経系分化制御遺伝子を比較すると，前者は可逆的に転写が抑制されているのに対し，後者は恒常的に抑制されているものと考えられる．

 上述のように，PcG複合体は組織幹細胞の多能性の維持に重要であるが，組織幹細胞の自己複製におけるPcGの役割も明らかにされている．たとえば Bmi1 をはじめとしたPRC1構成遺伝子を欠損するマウスにおいては，造血幹細胞は正常に発生するものの，生後造血幹細胞の自己複製異常により造血幹細胞が進行

性に減少する．Bmi1 の重要な標的遺伝子の一つが癌抑制遺伝子である *Cdkn2a*（*Ink4a/Arf*）遺伝子座であり，*Bmi1* 遺伝子を欠損する造血幹細胞ではその発現が著明に亢進しているが，*Cdkn2a* 遺伝子を欠損した *Bmi1* 欠損マウス（*Bmi1*$^{-/-}$ *Ink4a-Arf*$^{-/-}$）の造血幹細胞では自己複製能が回復する．同様の結果が *Bmi1* 欠損マウスの神経，乳腺幹細胞においても報告されており，PcG による *Cdkn2a* 遺伝子の発現抑制が幹細胞の自己複製能の維持に必須であると考えられる．一方，造血幹細胞に *Bmi1* や *Ezh2* を過剰発現させると造血幹細胞活性が増強されることから，PcG の発現調節による造血幹細胞増幅が再生医療につながる可能性がある[5,6]．

9.4.1 ヒストン脱メチル化酵素の造血幹細胞における機能

近年，ヒストンのメチル化，モノユビキチン化などのヒストン修飾を除去する酵素群が同定され，H3K4me3 および H3K27me3 に関して興味深い報告がなされている．すなわち，H3K27me3 の脱メチル化酵素である UTX が trxG 複合体に含まれることや，H3K4me3 の脱メチル化酵素 JARID1A が PRC2 依存的にクロマチンにリクルートされることが報告された．これらの結果は，trxG と PcG が相反するヒストン修飾を導入するのみではなく，同時に，積極的に拮抗するヒストン修飾を除去する可能性を示唆しており，修飾酵素と除去酵素の協調作用により，bivalent domain がより動的に制御されているものと考えられる[6]（図 9.2）．筆者らは，ヒストン脱メチル化酵素遺伝子群の造血幹細胞における発現を検討し，H3K36me2 の脱メチル化酵素である *Fbxl10*（*Jhdm1b*）*Kdm2b* 遺伝子が造血幹細胞から多能性前駆細胞に高発現していることを見いだした．Fbxl10 を造血幹細胞に強制発現すると，造血幹細胞の体外培養系において多能性前駆細胞が有意に増幅されるとともに，連続移植の実験系において造血幹細胞の長期骨髄再構築活性が高いレベルで維持されることが明らかとなった．H3K36me2 は転写の活性化を担うヒストン修飾の一つであり，Fbxl10 は転写を抑制するものと考えられる．実際，癌抑制遺伝子である *Ink4a, Arf, Ink4b* 遺伝子が Fbxl10 によって直接制御されることが確認された．Fbxl10 は PRC1 構成分子 Ring1b と Bmi1 を含む複数の分子群と複合体を形成することが知られており，PRC1 との機能的な協調作用が想定されている．筆者らの知見も造血幹細胞において Fbxl10 が PcG 複合

体と協調して機能することを示唆するものである[11].

9.4.2 DNA 脱メチル化酵素の幹細胞における機能

前述のように，5-mC は TET ファミリー酵素により脱メチル化される．ES 細胞において Tet1 は CpG 配列に富んだプロモーターの転写開始点付近に結合する．5-hmC は 5-mC と同様に遺伝子本体に広く存在するが，5-mC が転写開始点付近にはあまり存在しないのとは対照的に，転写開始点付近にも Tet1 と同様に濃縮される傾向を示す．Tet1 が結合する遺伝子群は大きく二つに分けられる．一つはプロモーターが H3K4me3 修飾を有し転写が活性化している遺伝子群である．二つ目はプロモーターが bivalent domain で修飾された分化関連遺伝子群であり，興味深いことに ES 細胞において Tet1 をノックダウンすると PcG の標的遺伝子への結合が大幅に減少することが示された．したがって，5-hmC による DNA メチル化の制御が PcG の局在を制御する可能性があり，今後の解析が待たれるところである．Tet1 ノックダウン ES 細胞は栄養外胚葉および原始内胚葉へ自律的な分化傾向を示し，Nanog 遺伝子プロモーターの高メチル化と Nanog の発現低下などが観察されている．また，奇形種形成においても同様な分化異常が認められており，Tet1 は ES 細胞分化に重要な機能を有するものと考えられる．しかしながら，Tet1 遺伝子欠損 ES 細胞とマウスの解析においては，多能性の維持に問題はなく，栄養外胚葉への分化傾向はみられるものの，胎仔発生においてはそのような異常はなく，マウスはほぼ正常に発育するという．したがって，DNA メチル化酵素と同様に Tet1 は ES 細胞の維持に必須ではない可能も想定され，TET ファミリー遺伝子をすべて欠損する ES 細胞・マウスの解析が今後重要となる[2,7,8].

組織幹細胞においては，Tet2 が造血系細胞に高発現しており，その遺伝子欠損マウスの解析が報告されている．Tet2 遺伝子欠損マウスは造血幹細胞活性が高く，造血幹細胞・前駆細胞の増幅が認められる．また，マウスは骨髄球系細胞が進行性に増殖する骨髄増殖性病態を発症する．したがって Tet2 は癌抑制遺伝子としての機能を持つと考えられる．Tet2 欠損による DNA のメチル化修飾の変化によってどのような遺伝子発現異常が生じるのか，その結果なぜ造血幹細胞活性の増強と異常な骨髄球系細胞の増殖が起こるのか，Tet2 の機能解析が精力

的に進められている[2]．

9.4.3 幹細胞制御における miRNA

近年注目されている non-coding RNA の中で，19～22 塩基長の低分子である microRNA（miRNA）は，標的遺伝子の転写後修飾により遺伝子発現を制御するが，ヒトの全遺伝子の 30% 程度の発現制御にかかわることが示唆されている．miRNA に関しては ES 細胞でよく解析されており，ES 細胞特異的な転写因子群（*Oct3/4*, *Sox2*, *Nanog*, *Klf4*）を制御する miRNA が同定されている．これらの miRNA は ES 細胞で発現が低く，分化に伴い発現が亢進する．また，ES 細胞特異的に発現する miRNA の発現は ES 細胞特異的な転写因子群によって活性化され ES 細胞の多能性の維持に機能するが，ES 細胞特異的に発現が抑制される一部の miRNA は ES 細胞特異的な転写因子群とポリコーム複合体との協調作用で抑制されているという．これらの知見は，組織幹細胞においても同様の制御がされていることを示唆するものであり，miRNA の精密な発現制御が幹細胞の未分化性の維持や分化に重要であるとともに，幹細胞の主要な制御分子と miRNA は相互にその発現を制御しあう関係にあることが想定される[12]．

9.4.4 幹細胞制御における lincRNA

non-coding RNA の中で，遺伝子間領域に存在し，RNA polymerase II により転写され poly(A) を有するものの蛋白質をコードしていない長鎖 non-coding RNA（>200 bp）を large intergenic non-coding RNA（**lincRNA**）と呼んでいる．lincRNA は H3K4me3（転写開始点近傍）と H3K36me3（遺伝子本体の領域）のヒストン修飾でマークされ，他種ゲノムにおける保存性が蛋白質コード RNA ほどではないものの高い．近年数千にのぼる lincRNA が同定され，その数は増え続けている．lincRNA はシスとトランスに機能するものがあり，シスに機能するものは PcG 複合体などのクロマチン制御分子を特定の遺伝子領域にリクルートする．一方，トランスに機能するものの多くが複数のクロマチン制御複合体を束ね機能的な複合体ユニットの形成を促す足場として機能することが提唱されている（図 9.4）．実際，多くの lincRNA が複数のヒストン修飾分子（PcG, HMT, HDM, HATs）と会合することが示されている．注目すべき点は，Oct3/4 や

9.4 幹細胞制御におけるヒストン修飾   153

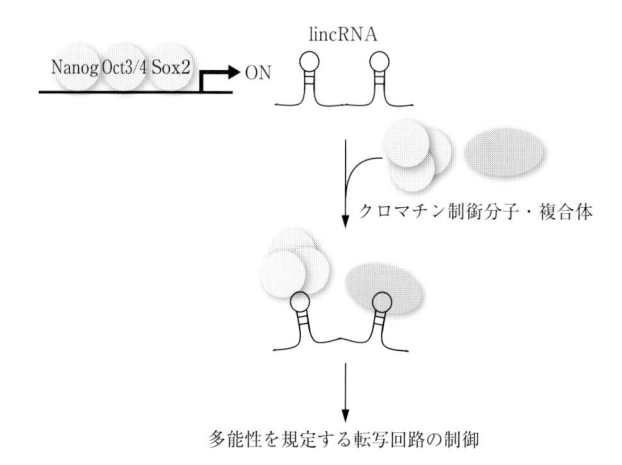

図 9.4　lincRNA による多能性の制御
Oct3/4 や Sox2, Nanog などの ES 細胞特異的転写因子によって発現が ES 細胞特異的に制御される lincRNA が多数同定され，その多くが複数のヒストン修飾分子と会合すること，ES 細胞特異的な遺伝子発現の形成・維持に，lincRNA によるクロマチン制御複合体の機能制御が必須であることが示された．これらの知見から，lincRNA がクロマチン制御複合体を束ね ES 細胞特異的な機能的複合体ユニットの形成を促す足場として働くことが提唱されている．

Sox2, Nanog などの ES 細胞特異的転写因子によってその発現が ES 細胞特異的に制御される lincRNA が多数同定され，その機能喪失によって ES 細胞特異的な遺伝子発現パターンが障害されること，またその結果多能性が失われ，ES 細胞が維持できなくなることが明らかとなった[13]．したがって，ES 細胞特異的な遺伝子発現の形成・維持に，lincRNA によるクロマチン制御複合体の ES 細胞特異的な機能制御が必須であるものと考えられる．この発見は，ES 細胞に限らずあらゆる幹細胞において，それぞれの幹細胞特異的な lincRNA が機能することを示唆しており，幹細胞の研究分野に広大な新領域が切り開かれたことを意味する．一躍主役に躍り出ようとしている lincRNA の解析はまだ始まったばかりである．

9.4.5　体細胞の多能性幹細胞へのリプログラミングとエピジェネティクス

体細胞から iPS 細胞を作出する過程は，劇的なエピジェネティック変化を伴うが，その詳細が徐々に明らかにされつつある[12,14]．iPS 細胞作出の効率はヒストン脱アセチル化酵素阻害剤であるバルプロ酸や DNMT 阻害剤 5-aza-cytidine, H3K9 HMT である G9a の阻害剤によって上げることができる．このような知見

は体細胞クロマチンの弛緩がiPS細胞作製の重要なステップの一つとして存在することを示唆する．SWI/SNFファミリーのクロマチン再構成複合体であるBAFがリプログラミングの効率を上げるという知見も，体細胞のクロマチンの弛緩が多能性を規定する転写ネットワークを活性化するうえで重要であることを示すものであろう．また，ポリコーム遺伝子を欠損する体細胞はiPS細胞ヘリプログラムできない．これは，リプログラムの過程にポリコームによる遺伝子発現抑制が重要な意義を有することを示唆するものである．前述のように，ES細胞におけるbivalent geneの約半数は，ES細胞の未分化性の維持に働く転写因子（Oct3/4, Sox2, Nanogなど）とPcGとの協調作用により抑制されている．これらの転写因子はリプログラム因子として用いられており，リプログラム因子によるリプログラムの過程におけるbivalent domainの誘導がポリコームの欠損により障害されていることが想定される．また，驚くべきことにES細胞特異的なmiRNAを組み合わせて発現させることにより体細胞を多能性幹細胞にリプログラム可能であることが示された．この発見はmiRNAによる制御がES細胞の多能性を規定する中心的な制御回路において主要な役割を担っていることを示すものである．同様にES細胞とiPS細胞の発現解析からiPS細胞に発現の高いlincRNA-RORが同定された．線維芽細胞でlincRNA-RORをノックダウンするあるいは強制発現させるとiPS細胞作出の効率が2～8倍低下するあるいは2倍亢進することが確認され，リプログラミングにおけるlincRNAの関与も注目されつつある．

　一方，iPS細胞のゲノムワイドな解析から，iPS細胞の初期化状態が核移植によるES細胞（ntES細胞）と比べて不完全であり，多くのiPS細胞がそのドナー体細胞に特徴的なDNAメチル化修飾を一部保持していることが報告された．そのためにiPS細胞からの分化誘導はドナー体細胞の細胞系譜に行きやすいが，他の細胞系譜には行きにくい傾向があるという．この知見はiPS細胞の品質管理がきわめて重要であることを示唆するとともに，iPS細胞から治療用の細胞を分化誘導する際には，目的とする細胞系譜から作出したiPS細胞を用いることが最も適切である可能性も示唆している．実際，リンパ球を典型的な例としてこのような傾向は確認されつつある．エピジェネティックな細胞記憶を逆手にとることも重要であろう．

　このようなエピジェネティックな品質管理の問題はiPS細胞から各種細胞の分

化誘導を行う際にも当てはまるものかもしれない．すなわち iPS 細胞から各種細胞への分化誘導は一部では成功しているものの，正常発生の分化段階を正確に経ていないことから，さまざまなエピジェネティック異常をかかえたまま分化している可能性がある．*in vitro* の分化誘導系において生体内の臓器細胞に相当する複雑な機能を再現できているのか，エピジェネティックな観点からの検証も必要であろう．

　幹細胞に特異的なエピジェネティック制御機構が徐々に明らかになりつつある．このようなエピジェネティック状態を操作することにより，幹細胞の未分化性や分化とその方向性を自在にコントロールできる可能性がある．すなわち，幹細胞のエピジェネティックな遺伝子発現制御の理解は，再生医療における新規のアプローチを生み出すものと期待される．エピジェネティクスの研究領域は徐々に拡大傾向にあり，今後のさらなる新展開が楽しみである． 〔岩間厚志〕

文　献

1) Rodríguez-Paredes M, Esteller M : Cancer epigenetics reaches mainstream oncology. Nat Med 17 : 330-339, 2011
2) Cimmino L, et al : TET family proteins and their role in stem cell differentiation and transformation. Cell Stem Cell 9 : 193-204, 2011
3) Bernstein BE, et al : A bivalent chromatin structure marks key developmental genes in embryonic stem cells. Cell 125 : 315-326, 2006
4) Pollina EA, Brunet A : Epigenetic regulation of aging stem cells. Oncogene 30 : 3105-3126, 2011
5) Sauvageau M, Sauvageau G : Polycomb group proteins : multi-faceted regulators of somatic stem cells and cancer. Cell Stem Cell 7 : 299-313, 2010
6) Konuma T, Oguro H, Iwama A : Role of polycomb group proteins in hematopoietic stem cells. Dev Growth Differ 52 : 505-516, 2010
7) Meissner A : Epigenetic modifications in pluripotent and differentiated cells. Nat Biotechnol 28 : 1079-1088, 2010
8) Christophersen NS, Helin K : Epigenetic control of embryonic stem cell fate. J Exp Med 207 : 2287-2295, 2010
9) Trowbridge JJ, Orkin SH : DNA methylation in adult stem cells. Epigenetics 5 : 189-193, 2010
10) Oguro H, et al : Poised lineage specification in multipotential hematopoietic stem and progenitor cells by the polycomb protein Bmi1. Cell Stem Cell 5 : 279-286, 2010
11) Konuma T, et al : Forced expression of the histone demethylase Fbxl10 maintains self-renewing hematopoietic stem cells. Exp Hematol 39 : 697-709, 2011

12) Orkin SH, Hochedlinger K：Chromatin connections to pluripotency and cellular reprogramming. Cell 145：835-850, 2011
13) Guttman M, et al：LincRNAs act in the circuitry controlling pluripotency and differentiation. Nature 477：295-300, 2011
14) Gaspar-Maia A, et al：Open chromatin in pluripotency and reprogramming. Nat Rev Mol Biol 12：36-47, 2011

Column ✦ 私のターニングポイント

　留学から帰国して3年目の2001年，ある論文の引用から7年前に発表されていたポリコーム群遺伝子 *Bmi1* のノックアウトマウスの論文にたどりついた．その論文に書かれた「ノックアウトマウスは再生不良性貧血様の病態を示す」との表現が私の心を揺さぶった．もと血液内科医である私にとって再生不良性貧血＝造血幹細胞の機能不全．すなわち，Bmi1は造血幹細胞に重要な分子であるに違いない．帰国後，中内啓光先生の教室（当時筑波大学基礎医学系免疫学教室，現東京大学医科学研究所）にお世話になり造血幹細胞の仕事を始めたものの，なかなか造血幹細胞の本質に迫る研究ができずに迷いも感じていた頃であった．Bmi1が何者かも知らず私はすぐに飛びついた．*Bmi1* ノックアウトマウスをさっそく手に入れ造血幹細胞の解析を始めたのである．その後，予想通り造血幹細胞におけるBmi1の重要性が実験的に証明できたのであるが，世の中はそれほど甘くはない．2003年にBmi1が造血幹細胞の重要な機能分子であることが二つのグループからNature誌に同時に報告された．それでもわれわれは翌2004年になんとか論文を出すことができた．

　その当時は世界的なゲノムプロジェクトが進行中であり，実際2004年にヒト全ゲノムの解読が終了し，時代はポストゲノムへと移行する．gene fishing的な研究は終息しつつあった．この間，2002年にポリコーム群蛋白Ezh2がヒストンH3K27のメチル基転移酵素であることが報告され，2004年にBmi1がH2AK119のモノユビキチン酵素活性を持つポリコーム群複合体の構成分子であることが明らかになる．気がつくと私はまさにエピジェネティクス領域に足を踏み入れていたのであった．戸惑いを感じながらも，明らかなことは幹細胞研究においてポリコームはどうも重要そうだというフィーリングとそうあってほしいという期待を私が持っていたということである．蛮勇をふるってとは言いすぎであろうが，勇気を持ってこのエピジェネティクス研究に深く分け入ることにしたのである．かくしていまも幹細胞のエピジェネティクスが私のメインテーマである．数年単位でパラダイムシフトが繰り返されるこの領域は未開拓なものの競争が激しい．しかし，それだからこそ興味は尽きない．いま振り返るとBmi1論文との出会いは運命的といえるものであり，人知の及ばないこのような出会いが研究をつづける楽しみでもある．

10 幹細胞の臨床応用

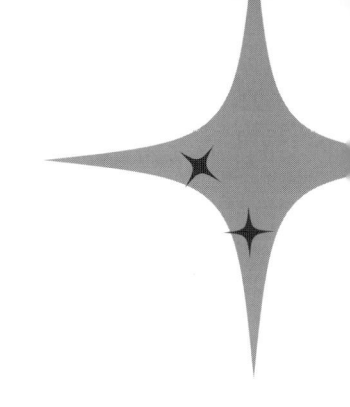

 ヒト胚性幹細胞の樹立[1]だけにとどまらず,人工多能性幹細胞の樹立[2]が報告されたことから再生医療への期待はいっそう高まっている.多能性幹細胞の臨床応用を実現するべく多くの研究者によるさまざまな努力が行われている.胚性幹細胞で問題となった同種移植による免疫学的・倫理的問題も,人工多能性幹細胞の樹立によって克服できる可能性が高まった.ここでは,幹細胞を臨床応用する場合に問題となるさまざまな課題について,具体的な例をあげながら述べる.

10.1 再生医療はなぜ必要か

 再生医療の必然性は,現状の医療では根治しきれない,または回復させることができない病態が存在することに起因する.別の理由として,現状で根治できる疾患であっても社会的な要因から治療を行えない場合があり(臓器移植などのドナー不足など),こうした背景因子からも多能性幹細胞は有力な細胞ソースとして期待されている.
 外傷・疾患の合併症・薬剤・先天性の要因などによって重度にダメージを受けた臓器は,現在の医療では回復させることができない.たとえば,
 ① 糖尿病性腎症が進行して腎不全となった場合
 ② ウイルス性肝炎で肝硬変をきたした場合
 ③ 間質性肺炎の進行によって呼吸不全をきたした場合
 ④ 先天性嚢胞腎によって腎機能が低下した場合
 ⑤ 交通事故で脊髄に損傷を受け,下半身が麻痺した場合
などがその例である.

現段階では人工臓器による一生涯を通じた完全な代替可能臓器は存在しない．腎臓は透析によって一部の機能以外は代替可能となっているものの，長期使用では動脈硬化性疾患など合併症が必発である．人工補助心臓，人工肺は存在するものの長期使用には耐えない．肝臓，膵臓は有効な機能代替法が存在しない．

このような臓器不全症の根治療法は現段階では臓器移植のみである．しかし，脳死患者からの臓器提供にはドナー不足の問題が常に存在し，生体間臓器移植では健常ドナーに負担がかかるという社会的・倫理的問題がつきまとう．他人からの臓器移植では免疫抑制を必要とするため，薬剤の合併症や感染症の問題が残る．また，脊髄損傷・パーキンソン病など神経疾患では臓器移植という形は不可能であり，さまざまな治療法は試みられているものの失われた細胞を根治的に治療することはできない．

以上の点から，臓器不全症の根治療法として，再生医療が必要とされている．

10.2 臨床応用が期待される幹細胞

幹細胞は再生医療の根幹である．幹細胞とは，「自己複製能と多分化能を有する細胞」と定義され，「体性幹細胞」と「多能性幹細胞」に分けられる．

10.2.1 体性幹細胞（組織幹細胞）

体性幹細胞は生体内に存在する幹細胞で，自己複製能を有し，特定の系列（血球系，神経系，肝臓・胆管系など）にのみ分化可能な細胞である．臨床応用されている造血幹細胞を代表例として述べる．

造血幹細胞は，自己複製能によってそのクローンを生み出しつつ，すべての血球（リンパ球，骨髄球，赤血球，血小板）に分化する能力を持つ．骨髄，臍帯血，薬剤誘導後の末梢血に存在することが分かっている．

造血幹細胞移植は長い歴史を持ち，成功している唯一の幹細胞治療である．対象となる疾患は，造血不全疾患，白血病を主とする血液腫瘍性疾患が中心である．前処置と呼ばれる全身放射線照射や大量化学療法によって体内の血球細胞（腫瘍であれば白血病細胞など）を根絶し，他者または自己由来の幹細胞を静脈内注入

することで血球系細胞が入れ替わる．移植の作用である，前処置後の造血不全を回復させる効果と，免疫学的な違いを利用して残存した腫瘍細胞を根絶する効果（**移植片対腫瘍効果**，graft versus leukemia effect：GVL 効果）によって疾患を根治させることが目的である．難治性腫瘍性疾患を中心に従来の化学療法では根治できなかった疾患に対して効果が期待できるため，場合によっては初期の治療選択肢として考慮されることがある．

　造血幹細胞のソースとして，他者の骨髄液を移植する同種骨髄移植が広く行われてきたが，近年は薬剤を用いて末梢血中に造血幹細胞を動員して回収する末梢血幹細胞移植や臍帯血移植も同様に行われるようになっている．

　強力な治療である一方でデメリットも存在する．まず，移植するグラフト（ドナー由来細胞）とレシピエント（患者）の間で, ある程度ヒト白血球抗原（human leukocyte antigen：HLA）座が一致していなければならず，提供者（ドナー）が限定される．そのため，患者によってはドナーがみつからないために治療を断念しなければならない．また**移植片対宿主病**（graft versus host disease：GVHD）と呼ばれる，移植した血球が免疫学的に異なるレシピエントの臓器を認識して攻撃してしまう合併症のために著しく日常生活を障害し，場合によっては致死的になりうる．GVHD をコントロールするためには免疫抑制剤が必須であるがそのために病原性微生物に感染しやすい状態となり，感染症によって致命的になることもまれではない．

10.2.2　多能性幹細胞

　多能性幹細胞は，自己複製能および三胚葉すべてに分化できる多分化能を有する細胞として定義づけられる．受精卵由来の胚性幹細胞と，体細胞を人為的に変化させることで得られる人工多能性幹細胞に分けることができる．体性幹細胞と異なり，培養細胞として樹立される．

a.　胚性幹細胞（ES 細胞）

　胚性幹細胞（embryonic stem cell：**ES 細胞**）は, ある段階の受精卵の一部（内部細胞塊）から得られる多能性幹細胞である．培養皿の上で特定の条件のもと，半永久的に維持・増殖させることができる．現在樹立されている種では，マウスとヒトの ES 細胞が詳細に解析されている．**マウス ES 細胞**は胚盤胞に注入する

ことで成体マウスのすべての細胞に寄与できることがわかっており，生殖細胞系列にも寄与できる点から，厳密な意味で内部細胞塊と等価な多能性幹細胞である．一方，**ヒトES細胞**は同様の実験を行うことは不可能であるため，正常な発生に寄与できるかどうかに関しては結論が出ていない．しかし，成体を構成するさまざまな細胞に分化可能であることが明らかになっており，三胚葉すべてに分化する能力を持つ．マウスとヒトではES細胞の性質が異なることが知られており，その違いが分化能力の違いなのかどうかは結論が出ていない．

ES細胞を作製するためには受精卵を用いる必要があるため，倫理的な問題が立ちはだかる．またES細胞の再生医療への応用においては，必ず他者への移植になる．以上から，移植では免疫学的に拒絶を受ける可能性が高い．少なくとも免疫学的にある程度似通った細胞が用意されなければならず，さらに免疫抑制剤が必要となる．

b. 人工多能性幹細胞（iPS細胞）

人工多能性幹細胞（induced pluripotent stem cell：**iPS細胞**）は，体細胞を外来性遺伝子発現によって初期化することで得られる多能性幹細胞である．皮膚線維芽細胞から最初に樹立され，以後の研究ではさまざまな細胞種から樹立できることがわかっている．マウス，ラット，ヒトなどで樹立されており，マウスとラットではES細胞同様にキメラの個体を作成することができる．**ヒトiPS細胞**は外観や遺伝子発現パターンはES細胞とほぼ同様であり，培養皿の上で維持・増殖させることができ，その条件もES細胞と同じである．

人工多能性幹細胞は再生医療の対象となる患者自身の細胞を使って樹立すれば，自家移植可能である．したがって免疫学的に同一であるため拒絶のリスクはない．胚を破壊することもないため，倫理的な問題は生じない．

10.3 再生医療として予想されている将来像

上記の幹細胞を用いて，現在想定されている再生医療の未来予想について，具体的な疾患を用いて該述する．

10.3.1 造血不全

放射線障害,大量化学療法,移植後の合併症,血液腫瘍制疾患などによって**造血不全症**,すなわち血液細胞の供給がうまく行われない状態となる.その本態は造血幹細胞の枯渇または機能不全であると推測される.造血不全症に対する有効な治療の一つは造血幹細胞移植である.しかし,その供給源は(自分の造血幹細胞が枯渇していることから)他者由来に限定され,ドナーとなる健常者の負担なしには,なしえない治療である.また免疫学的な差異から生着の可否が決定されるため,HLA の組合せによってはドナーを得られないことがありうる.

患者由来の iPS 細胞を樹立し,さらに造血幹細胞を誘導できれば(図 10.1),移植を行うことが可能なうえに何度でも誘導してやり直すことが可能であるため

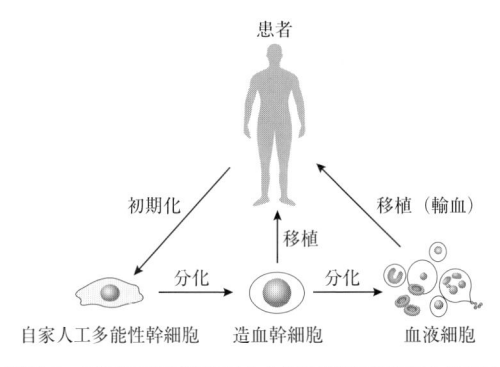

図 10.1 自家多能性幹細胞による造血幹細胞移植および輸血

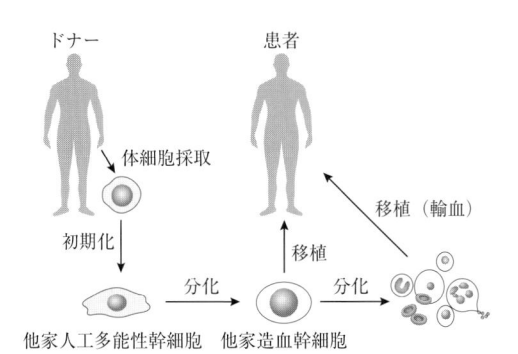

図 10.2 他家人工多能性幹細胞による造血幹細胞移および輸血

ソースは無限と予想される．また，自家 iPS 細胞であればゲノム自体が同一であるため拒絶の問題を回避できると考えられ，副作用としての GVHD も発生しない．

あるいは，特定の組合せの HLA 座不一致は大きな副作用がなく GVL 効果を期待できるとわかっていた場合，目的の HLA 座を有する他者 iPS 細胞を用いて造血幹細胞を誘導・移植すること（図 10.2）は白血病を根治する戦略として有用である．

たとえば以下のようなケースが想定できる．

(1) 白血病患者　　腫瘍を根絶するために行った化学療法の合併症として汎血球減少（白血球・赤血球・血小板すべてが減少した状態）となり，易感染性・貧血・易出血性の状態にある．自家多能性幹細胞から各種の白血球・赤血球・血小板を誘導し，化学療法後に投与することで汎血球減少を克服し，より安全な治療を行うことができる．

(2) 肝炎後再生不良性貧血患者　　回復が観察されず，輸血依存性から脱することができない．いままでの知見からは一卵性双生児からの（同一ゲノムの）造血幹細胞移植が最も有効な治療であることがわかっている．そこで患者と完全に同一なゲノムを有する自家多能性幹細胞を樹立し，誘導した造血幹細胞を移植する．拒絶はなく生着し正常造血が回復，輸血依存状態から脱することができる．

(3) 白血病治療後に再発する患者　　通常は造血幹細胞移植の適応である．免疫学的な効果による再発抑制を期待し，すでに GVHD が軽いが GVL 効果が期待できるとわかっている HLA を有する他者由来多能性幹細胞を用いて造血幹細胞を誘導，同種造血幹細胞移植を行った．副作用は軽度にとどまりつつ生着し，免疫抑制剤も漸減後に中止できる．長期間再発なく造血が回復可能である．

10.3.2 遺伝子治療

単一遺伝子の欠損や変異によって起こる疾患が数多く知られている．このような疾患に対する**遺伝子治療**が試みられている．造血系のみで機能する遺伝子の機能不全によって病態が説明できる場合，造血幹細胞に正常遺伝子を導入することで病態の改善または根治できる可能性がある．アデノシンジアミネース（ADA）欠損症や先天性貧血をきたすサラセミアはすでに臨床試験がなされており，病態

が改善したと報告された[3,4]．一方で，患者由来造血幹細胞の採取・遺伝子導入を含む体外操作・患者への細胞投与といった手順を踏む必要があり，その間の細胞機能の維持や安全確保が問題となる．加えて遺伝子操作による発がんの問題があげられる．恒常的な遺伝子発現の必要性から，ゲノムに挿入されるタイプのウイルスベクターが一般的に用いられているが，挿入された部位の隣接遺伝子に過剰発現などの影響を与えること，それによるがん化のリスクが生じる問題点があげられる．

この治療スキームを患者由来のiPS細胞に応用すると，iPS細胞の時点で遺伝子治療を行って遺伝子異常を修復し，そこから得られたクローン株を事前にチェックすることが容易になると考えられる．安全な部位に組み込まれたのか，余計な部位に組み込まれていないかを確認できる．修復後の多能性幹細胞から目的の細胞を誘導することで，血球に限らずすべての臓器の治療も可能になるかもしれない．

想定されている将来像は以下のようになる．

(1) ADA欠損症による免疫不全患者　　自家多能性幹細胞を樹立，未分化状態のまま遺伝子異常部位を相同組換えによって修復し，クローニングする．クローニングした複数の株を次世代シーケンサーによってゲノムをすべて調べ，異常遺伝子部位が確実に修復されていること，および余計なゲノムの修飾が加わっていない株であることを確認する．確認された株を分化誘導させ，造血幹細胞とし移植を行う．正常な遺伝子を持つ造血幹細胞によって再構築された血球により，免疫不全状態を脱することができる．

(2) 先天的な遺伝子異常によって腎が嚢胞化し，腎機能が低下した患者　　自己細胞由来の多能性幹細胞を樹立し，遺伝子異常部位を相同組換えによって修復後，クローニングする．クローニングした株を次世代シーケンサーによってすべてゲノムを読み，正しく修復されているものを選別する．選別した株から腎臓系細胞を各種分化誘導後に腎臓内に移植し，腎機能の改善が認められる．

10.3.3　組織再生

皮膚・角膜上皮などのシート状の組織は現在の臨床でも培養後に移植する方法が存在する．またシート状ではない臓器である心臓に関しても，心筋シートや骨

格筋シートを作成し，貼り付けるようにして移植を行うことで機能改善ができる可能性がある．シートではなくとも，小さな細胞塊程度の組織であれば構築は比較的容易と考えられる．

たとえば1型糖尿病の場合，膵臓に存在する膵島のなかのβ細胞が自己免疫によって破壊されることが原因とされる．膵島移植によってβ細胞を補う試みが臨床応用されており，β細胞をiPS細胞から分化誘導することが実現できれば，そのソースを自家多能性幹細胞由来β細胞とすることが可能である．

(1) 1型糖尿病によってインスリン依存状態となった患者　HLA一致の他家多能性幹細胞から誘導したβ細胞を十分量門脈から肝臓内に移植する．生着を確認後に免疫抑制剤を漸減し，最終的には中止することが可能である．移植した細胞は正常に機能し，インスリン依存状態から脱することができる．

(2) 心筋梗塞後の重度心不全によって，補助心臓なしには循環が保てない患者　ドナー候補はない．自家多能性幹細胞から心筋細胞を誘導，心筋をシート状に加工したのちに心臓表面に移植する．心機能の改善が認められ，補助心臓依存状態を脱することができる．

(3) 脊髄損傷後の障害により，対麻痺となった患者　自家iPS細胞を樹立後に神経幹細胞を誘導，障害部位に細胞懸濁液のまま移植する．麻痺部位の機能改善が認められ，補助具ありでの歩行が可能となる．

10.3.4　固形臓器不全

心筋梗塞や拡張型心筋症による心不全，ウイルス性肝炎や自己免疫性疾患による肝不全，糖尿病による腎不全などは，現状の根治療法は臓器移植のみである．しかしドナー不足は深刻な問題で，すべての患者が等しく平等に恩恵を受けることはできない．また，現状では生涯免疫抑制剤を使用しなければ移植臓器が拒絶されてしまうため，感染症の問題に対処しなければならない．

多能性幹細胞から臓器を再構築できれば，ドナー不足の問題は克服できる．また，原因不明な疾患であっても，正常で免疫学的に差異の少ないと考えられる他者由来の多能性幹細胞をソースとすることで，疾患を克服できる可能性がある．

以下のようなケースになると予想される．

(1) 心筋梗塞後の重度心不全によって，補助心臓なしには循環が保てない患

者　　ドナー候補はない．自家 iPS 細胞から分化誘導した心筋細胞を三次元的に再構築し，正しく機能する心臓を再生，機能不全となっている心臓と交換・移植する．移植後の心筋は正常に機能し，自己由来であるため拒絶もない．

(2) 自己免疫性疾患によって肝不全をきたした患者　　HLA 一致の他家 iPS 幹細胞由来の肝臓前駆細胞を利用して，補助的な臓器骨格のための細胞外基質と合わせて三次元的に胆管・血管を有する肝臓を構築し，これをグラフトとして肝臓移植を行う．生着は良好で肝不全から脱するため移植後の変化としては軽度の免疫抑制剤を使用するのみである．

10.4　実現のための課題

　幹細胞研究から，現在の医療技術では根治できない病態にも治療可能性が出てきた．その一方で，実現までには克服するべき課題が多数存在している．上記例から想定されうる問題点に関して列挙する．

10.4.1　体性幹細胞

a. 量を増やす

　造血幹細胞の体外増幅は，マウス実験のみならず臨床試験レベルでも行われるようになりつつある．その背景には臍帯血の有用性と限界がある．臍帯血は HLA 座がかなり異なっていても生着するという特徴を持つ．そのため骨髄移植，末梢血幹細胞移植と比べて適応が広く有力な移植ソースである．一方で，回収できる細胞数が少なく使用可能な数に限界があるために生着不全を起こしやすいというデメリットがあり，ソースとして限界がある．細胞数を増やすことが可能であればデメリットが克服され，より適応が広がり安全に移植を行うことが可能となる．

　サイトカインの組合せ，培地の工夫，細胞外シグナルを人為的に与えるなどによって細胞数を 150 倍にすることも可能と報告された[5]．この報告では実際に患者に移植が行われ，生着がより早まるという効果が認められた．

b. 機能を維持する

マウスによる造血幹細胞移植実験の治験から，造血幹細胞の能力を維持したまま体外増幅を行わない限り，長期骨髄機能を維持することはできないことがわかっている．実際，先に紹介した臍帯血の体外増幅後移植の臨床試験結果によれば，短期体外培養後の臍帯血を移植した場合では長期に高いキメリズムを維持することができなかった[5]．現状までに臨床試験レベルで機能維持が確認できたプロトコールは報告されていない．阻害剤を用いて体外増幅と機能維持を達成できたという報告があり[6]，今後の報告が期待される．

10.4.2 多能性幹細胞

a. 樹立期間，分化期間，組織構築期間

人工多能性幹細胞を樹立する方法が多数報告されてきた．最初の報告はレトロウイルスベクターを用いた，ゲノムへの外来性遺伝子挿入を伴う方法であった．その後ゲノムへの挿入を伴わない方法がいくつか報告されたものの，樹立効率はレトロウイルスと比較してよいとはいえず，実用には耐えないレベルであった．しかし，その後の技術発展から修飾 mRNA を用いた樹立法[7]，センダイウイルスベクターを用いた方法[8,9] などが報告され，樹立効率の問題は改善された．しかし，樹立までには少なくとも 2 週間前後を要するというのが一般的である．また樹立後も能力を維持したまま細胞数を増やす必要や目的の細胞に分化可能かどうか，および安全性をチェックする，三次元的構築可能か，までも網羅する必要がある．急性放射性障害や大量出血など，緊急事態に自家 iPS 細胞を用意してい

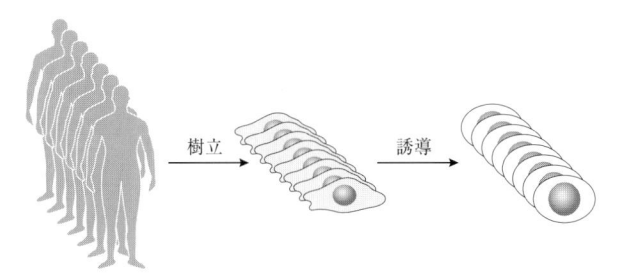

複数の健常者ドナー　→樹立→　多数の HLA 組合せを持つ人工多能性幹細胞バンク　→誘導→　多数の HLA 組合せを持つ造血幹細胞バンク

図 10.3　多数の HLA 組合せを持つ人工多能性幹細胞バンク

る時間はなく，他家細胞バンクの必要性を考慮する必要がある．必要になった場合に特定の HLA を有する臨床応用可能な株・由来細胞を選び，樹立または誘導期間を省略して他家移植を行えば急性期治療に対応できる可能性がある．これらは，劇症肝炎や広範囲心筋梗塞などの致死的な臓器障害にも対応可能となる（図10.3）．急性期を乗り切ったのちに，必要であれば自家人工多能性幹細胞を作成して治療に用いる．

b. 樹立方法

ウイルスベクターなどのゲノムへの挿入が，多能性幹細胞による再生医療に対してどのような影響をもたらすのかに関しては十分な知見が得られているとはいえない．しかし，大多数の考え方として，ゲノムへの挿入のない方法がベストである．他方で，樹立時の方法が iPS 細胞の性質に影響を与える可能性も示唆されている．いまだに論争の最終的な回答はないが，由来細胞の種類などに起因するエピジェネティック記憶と呼ばれる因子によって分化指向性が異なるとの報告[10]があり，樹立方法の違いによってこれらが影響を受けるのかどうかに関しても今後の検証が必須であろう．

c. 安全性

臨床応用するうえで絶対に確保されなければならないものである．多能性幹細胞はそれ自体に奇形腫形成能があるため，未分化な状態の細胞が残存することは奇形腫のリスクが残存することでもある．

また，レトロウイルスベクターを用いて樹立した iPS 細胞の一部には，外来性に導入した遺伝子発現が消失しないもの，あるいは分化させた際に再度活性化するものがある[11]．分化指向性や発がん性に影響を与えることは十分にありえることである．

さらにゲノムに挿入されない場合でも，c-MYC を初期化に使用することが影響を及ぼすという報告がある[12]．

これらを避けるためにいくつかのアプローチが取られている．

(1) MYC ファミリーの種類を，c-MYC から L-MYC に変更する．

(2) NANOG 残存によって腫瘍形成が起こる，という報告から，使用する細胞を NANOG 陰性のものに限ることで腫瘍原性をなくす[13]．

(3) 細胞表面抗原によって上記を区別できる[14]．

(4) 自殺遺伝子を導入し，薬剤誘導性に移植した細胞を除去可能としておく．

d. 異種成分の混入

　培養細胞一般にいえることであるが，培地中にはウシ胎仔血清を使用することが多い．また，多能性幹細胞の培養ではマウス胎仔線維芽細胞（MEF）を用いることが多い．分化においても同様で，目的の細胞にする際に血清・フィーダー細胞を用いることがある．臨床応用する際に，異種成分であるこれらをどのように扱うべきであろうか．

　人獣共通感染症のリスクを考慮すると，未知のものも含めて感染源となりうるこれらのものはできる限り排除することが望ましい．しかし，これらが真に生体への不利益をもたらす問題なのかは知見が少ない．皮膚培養細胞製品であるジャパン・ティシュー・エンジニアリング社のジェイス®では血清・マウスフィーダー細胞（NIH3T3）を使用している[15]．

e. 量

　きわめて重要な点として，どのように必要量を確保するのかという点がある．多能性幹細胞は現状，半永久的に分裂するため，原理的に細胞数を確保することは可能である．しかし，培養方法が二次元であるため，大量培養は困難であり，三次元培養法を確立する必要がある．実際，浮遊培養によってそれを可能とする報告が数報ある[16,17]．しかし，未分化状態のまま数を確保したのちに目的の細胞へと誘導する必要があり，その過程で混じるであろう別系統の細胞や未分化なままの状態の細胞をどのように除去するのかという問題も依然解決されていない．

f. 機能性

　培養した細胞が生体内の対応するそれと同様に機能することが必要である．

　現在までの報告から推測すると造血幹細胞は体外培養で機能喪失する可能性が高い．iPS細胞から仮に造血幹細胞を誘導できたとしても，培養の影響で機能を失ってしまっては最終的な治療効果は見いだせない．培養細胞は生体内とは異なった制御を受けており，機能の維持のためには培養系に何らかの工夫が施される必要があるだろう．

　筆者らが行っている血小板産生の場合，血小板が果たす血栓形成・止血機能を維持する必要があり，生体外においては細胞膜表面分子がマトリックスメタロプロテアーゼによって切断されることで機能が低下・消失してしまうことがわかっ

g. 三次元構造の再現

臓器不全症を完全に根治させるために,臓器移植というアプローチをとる場合,三次元的な構造を再構築する必要がある.しかし,現状では定まった再構築法はなく,さまざまな取組みがなされている段階である.

肺の再生では細胞成分除去後の肺細胞外基質のみを基盤とし,細胞を付着・生着させることで再生を試みた[19].別のアプローチとして,異種動物内で臓器を作製する試みがなされた.これは,血液系の再構築を行うための手段として報告[20]があった胚盤胞補完法の概念を応用したもので,特定の臓器を欠損するように遺伝子操作を行った大動物の胚盤胞にヒト多能性幹細胞を移植し,欠損臓器がすべてヒト細胞由来になるという戦略である.なお,マウス・ラット間で実験を行い,実際にどちらの方向でも膵臓ができることが報告されている[21].ヒト組織を構築できたとする報告はない.

10.4.3 効果の検証,動物実験

いままでに述べた再生医療のモデルは,効果があることが前提に記述されている.しかし本当に効果があるかどうかは,前臨床段階,動物実験によってそのフィージビリティーを保証しなければならない.

実験動物としてはマウスが多くの場合用いられる.臨床応用のためにはヒト細胞(ヒト ES/iPS 細胞)が評価されなければならないので,対象動物は異種間でも *in vivo* 実験ができる必要がある.代表的なものは免疫不全マウスである.免疫不全マウスのなかでも,インターロイキン2受容体γ鎖がノックアウトされた NOG,NSG マウスは高度にヒト由来細胞を生着させ,造血幹細胞をはじめとするさまざまなヒト細胞を用いて研究されている.臨床効果を確実としたければ,よりヒトに近い霊長類での実験も考慮されるべきであり,ヒト細胞の効果を実証可能な霊長類モデル動物のための研究も進められるべきであろう.

10.5 巨核球・血小板産生を目的とした量的課題の解決・効果判定方法の例

　筆者の研究室では，巨核球・血小板を用いた多能性幹細胞からの血小板輸血の実現を目指したプロジェクトを推進している．これを具体例として，上記の課題の克服するための戦略について述べたい．

　血小板は，出血時の止血のために必須の細胞である．ユニークな点として，核がないことがあげられる．血小板を産生するのは，造血幹細胞から分化した**巨核球**と呼ばれる細胞である．巨核球は通常の細胞とは異なって，細胞分裂を行わずに核を複製する特殊な分裂様式をとる．その過程で細胞質が肥大化し，その一部がちぎれて血小板になる．

　筆者らは多能性幹細胞から血小板を作るプロトコールを作成し[22]，実際に血栓形成に寄与することを *in vivo* で確認した[11]．

　以上の方法から，機能を維持している血小板を産生することができることを証明した．血球細胞なので，三次元的構築は不要である．一方，最大の問題点は量である．輸血バッグ一つに入っている血小板の総数を得るためには，現在の培養系のスケールでは培養皿が10万〜100万枚必要でありまったく現実的ではない．

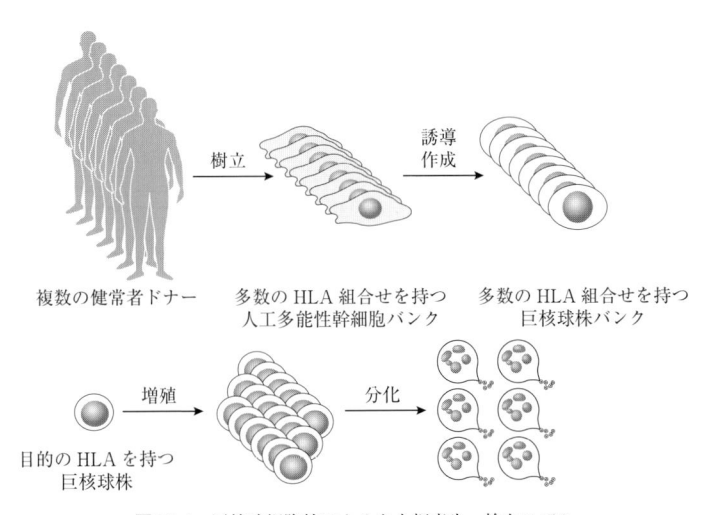

図10.4　巨核球細胞株による血小板産生・輸血モデル

そこで，量を確保するためのイノベーションが必要になってくる．

ポイントは，血小板には核がなく，放射線照射を行うことでわずかに混入しうる白血球を不活化できる点である．そのため，未分化なままの細胞の混入や腫瘍原性を有する細胞が仮にあったとしても，放射線照射によって駆逐できるため問題になることがない．

筆者らの戦略は，多数のHLAタイプを有する多能性幹細胞バンクから，それぞれ巨核球を誘導し，巨核球を不死化させることで増殖能旺盛な血小板産生株を作成するというものである（図10.4）．巨核球の段階で不死化することにより，多能性幹細胞の樹立から分化誘導までのステップを省略でき，血小板産生までの期間を劇的に短縮することが可能である．

効果判定は免疫不全マウス（NOGマウス）を用いて行っている．実際に作製した血小板をマウス静脈内に投与すると，血中を循環することが確認できた．マウス血管で，in vivo imaging を行いつつ血栓形成を誘導する刺激を与え，ヒトiPS細胞由来血小板が止血血栓形成に重要な役割を果たした様子を観察することに成功し，作製した血小板が生体内で機能を有することが証明できた．

この戦略は三次元構造を必要としないうえに，核を持たない血小板であるからこそ可能である．赤血球でも同様の戦略で課題を克服できる可能性がある．

また，機能維持の点に関しても同様に研究を進めている．血小板の表面分子は血栓形成・止血機能に必須であるが，体外では時間経過とともに切断を受けて機能低下・消失を起こすことが知られている．切断を抑制するために阻害剤を用いて機能維持を達成できることを報告している[18]．

多能性幹細胞は再生医療にとって非常に強力なツールであり再生医療以外への臨床応用例もありうる．その一つは薬剤スクリーニングである．多能性幹細胞を用いることで，in vitro で実験を繰り返し行うことができる．原因が不明な疾患であっても，多能性幹細胞から分化させた対象臓器細胞が病態を再現することができれば，薬剤スクリーニングによって新規治療薬を発見できる可能性がある．また，病因病態解析にも有用である．病因が不明な疾患はいまだ多く存在する，また多因子疾患はすべての原因が解明されたわけではない．患者から作製する疾患特異的iPS細胞は，病態再現による病態解明を容易にする．たとえば，1塩基

多形（SNP）のパターンを多能性幹細胞バンクとして揃えておけば，どの SNP が重要なのかをスクリーニングすることも可能となるであろう．また，ノックアウトマウス同様の実験は人間では行うことはできないが，多能性幹細胞の遺伝子欠損を試みることは可能である．

臨床応用に向けて克服するべき課題は多く実現は容易ではないが，着実にそれに向かって結果が積み重ねられている．患者の根治療法のために，安全性と有効性を確保するべくよりいっそうの努力が払われるべきである．

〔遠藤　大・江藤浩之〕

文　献

1) Thomson JA, et al：Embryonic stem cell lines derived from human blastocysts. Science 282(5391)：1145-1147, 1998
2) Takahashi K, Yamanaka S：Induction of pluripotent stem cells from mouse embryonic and adult fibroblast cultures by defined factors. Cell 126(4)：663-676, 2006
3) Cavazzana-Calvo M, et al：Transfusion independence and HMGA2 activation after gene therapy of human β-thalassaemia. Nature 467：318-322, 2010
4) Aiuti A, et al：Gene Therapy for Immunodeficiency Due to Adenosine Deaminase Deficiency. N Engl J Med 360：447-458, 2009
5) Delaney C, et al：Notch-mediated expansion of human cord blood progenitor cells capable of rapid myeloid reconstitution. Nat Med 16(2)：232-236. 2010
6) Boitano AE, et al：Aryl hydrocarbon receptor antagonists promote the expansion of human hematopoietic stem cells. Science 329(5997)：1345-1348. 2010
7) Warren L, et al：Highly Efficient Reprogramming to Pluripotency and Directed Differentiation of Human Cells with Synthetic Modified mRNA. Cell Stem Cell 7(5)：618-630, 2010
8) Fusaki N, et al：Efficient induction of transgene-free human pluripotent stem cells using a vector based on Sendai virus, an RNA virus that does not integrate into the host genome. Proc Jpn Acad Ser B Phys Biol Sci 85(8)：348-362, 2009
9) Nishimura K, et al：Development of defective and persistent Sendai virus vector. A Unique Gene Delivery/Expression System Ideal For Cell Reprogramming. J Biol Chem 286(6)：4760-4771, 2011
10) Takayama N, et al：Epigenetic memory enables the dominant generation of adult-type erythrocytes from human induced pluripotent stem cells blood. ASH Annual Meeting Abstracts 116：648, 2010
11) Takayama N, et al：Transient activation of c-MYC expression is critical for efficient platelet generation from human induced pluripotent stem cells. J Exp Med 207：2817-2830, 2010
12) Nakagawa M, et al：Promotion of direct reprogramming by transformation-deficient Myc. Proc Natl Acad Sci USA 26, 2010

13) Miura K, et al : Variation in the safety of induced pluripotent stem cell lines. Nat Biotechnol 27 : 743-745, 2009
14) Tang C, et al : An antibody against SSEA-5 glycan on human pluripotent stem cells enables removal of teratoma-forming cells. Nat Biotechnol 29 : 829-834, 2011
15) 株式会社ジャパン・ティシュー・エンジニアリング http://www.jpte.co.jp/index.html
16) Steiner D, et al : Derivation, propagation and controlled differentiation of human embryonic stem cells in suspension. Nat Biotechnol 28 : 361-364, 2010
17) Zweigerdt R, et al : Scalable expansion of human pluripotent stem cells in suspension culture. Nat Protocols 6 : 689-700, 2011
18) Nishikii H, et al : Metalloproteinase regulation improves in vitro generation of efficacious platelets from mouse embryonic stem cells. J Exp Med 205 : 1917-1927, 2008
19) Thomas H, et al : Tissue-Engineered Lungs for in Vivo Implantation. Science 329(5991) : 538-541, 2010
20) Chen J, et al : RAG-2-deficient blastocyst complementation : an assay of gene function in lymphocyte development. Proc Natl Acad Sci USA 90 : 4528-4532, 1993
21) Kobayashi T, et al : Generation of rat pancreas in mouse by interspecific blastocyst injection of pluripotent stem cells. Cell 142(5) : 787-799, 2010
22) Takayama N, et al : Generation of functional platelets from human embryonic stem cells in vitro via ES-sacs, VEGF-promoted structures that concentrate hematopoietic progenitors. Blood 111(11) : 5298-5306, 2008

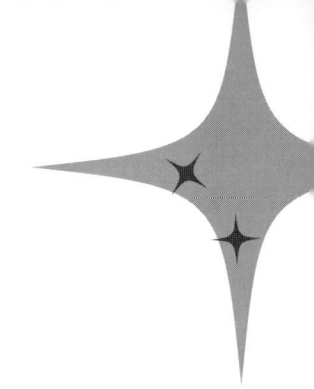

11 幹細胞の規制科学

11.1 取り扱う範囲，規制科学と規制

11.1.1 本章で取り扱う範囲

　本章は再生医療叢書の第1巻の一部をなすものであるが，ここでは再生医療の実施あるいはそのための臨床試験実施に関連した内容に限定せず，再生医療の発展につながる幹細胞を用いた基礎的研究に関連した内容にも言及することとする．この範囲を可能な限り俯瞰し，再生医療あるいは幹細胞研究をこれから開始する，あるいはすでに着手している読者が適切にそれを実施するための一助となることを意図している．

　ただし，必ずしもすべての読者の取組みに関連する内容を網羅しているとは限らないことに注意されたい．この理由は，「再生医療」という用語の定義が，実は公的な指針などのなかには現時点ではみられないということにある．この問題についての詳細はここでは論じないが，「再生医療」という語の示す範囲が一定ではないことには，留意すべきである．したがって，この明確な定義がない「再生医療」に関連する規制科学というものの範囲もまた不明確にならざるをえないのである．

11.1.2 規制科学と規制

　規制科学とは，「基礎科学及び応用科学の成果を社会にとって最も望ましい姿に調整することを目的とする科学」（豊島聰：京都大学iPS細胞研究所客員教授）と定義することができるであろう．これを裏返せば，「基礎および応用科学が社会にとって好ましからざるものとならないよう調整することを目的とする科学」，

ともいうことができるであろう．一方，規制とは一般に，法令，告示，通知，宣言と，それによって規定される指針などを指す．いうまでもなく，これらは人の手によって作られたものであって，科学の立場からみれば，規制科学の成果を制度的枠組みのなかに落とし込み，整理したものであるといえる．

すなわち，規制は規制科学の一部をなすものであるが，そのすべてではない．もちろん，既存の規制は規制科学的知見の蓄積の重要なテクストであるから，関連するものについては熟知し遵守する必要があることは前提となる．そのうえで，種々の規制を参照するに当たっては，誰かの手によって策定された既存の規制をすべてそらんじたからといって，上述の規制科学の目的を達成することはできない場合も多いことに留意すべきであるし，技術の発展や社会情勢の変化に伴い規制科学も進歩を続けなければならないという認識は重要である．

11.2 非臨床研究に関連する規制

非臨床的な研究を行うに当たって，関連する規制とその主な内容について紹介する．

11.2.1 ヘルシンキ宣言

健常あるいは何らかの疾患を有するドナーから採取した細胞や組織などを用いて研究が行われることも多いであろう．この場合，**ヘルシンキ宣言**を遵守する必要がある．これは，世界医師会で採択された宣言で，人間を対象とする医学研究の倫理的原則を示したものである．多くの指針などはこのヘルシンキ宣言をその考え方の基盤としている．ぜひ，全文を一読することを勧める[1]．

ヘルシンキ宣言の対象はヒト細胞や組織を用いた研究にとどまらず，ヒト由来の試料およびデータの研究を含む．研究被験者の福祉が他のすべての利益よりも優先することが根本原理である．そのために，被験者の自己決定権，プライバシーおよび個人情報の秘密保持を行うべきとしている．適切なインフォームドコンセントがこれを保証するもので，ヒト由来の試料の収集，分析，保存/再利用に対する説明と同意がなされなければならない．研究の計画と作業内容は，研究計画

書のなかに明示される必要があり，倫理委員会を設置して研究内容について審議を行い，承認を得たのちに研究実施をするべきことを示している．

11.2.2　ヒトゲノム・遺伝子解析研究に関する倫理指針

　ドナーから体性幹細胞を採取した場合や，採取した体細胞からiPS細胞を作成した場合，遺伝子解析が行われることが多い．この際にわが国では，「**ヒトゲノム・遺伝子解析研究に関する倫理指針**」[2]を遵守しなければならない．なお，この指針の上位には「個人情報保護に関する法律」[3]がある．

　この指針では，**匿名化**が原則であるとしている．匿名化には，対応表を残す**連結可能匿名化**と対応表を破棄する**連結不可能匿名化**の二つがあることに留意しなければならない．個人情報管理者を置き，指針に従って匿名化および個人情報の管理が行われなければならない．また，倫理委員会の構成メンバーについての要件も示されている(はじめて本指針の対象となる研究を開始する機関においては，要件を満たす委員会の招集に難渋する場合もあるので，早めに対応を始めておくべきである)．

　また，遺伝情報の開示についても本指針に示されている．健常と思われた提供者の遺伝子解析を行ったところ重篤な疾患に関与する遺伝子異常が偶然発見される可能性も考えられるが，このような場合の対応方法なども示されている．

　また，提供された貴重な試料やそこから得られたデータなどがより有効に広く活用されるためにはバンク化は重要なことであるが，本指針ではバンクへの提供の同意に関しても言及している．

11.2.3　遺伝子組換え生物等の使用等の規制による生物の多様性の確保に関する法律（カルタヘナ法）

　ドナーから採取した体細胞からiPS細胞を誘導する場合に限らず，さまざまな研究で遺伝子操作を行うことがある．ウイルスベクターを用いる場合や，大腸菌を宿主としてプラスミド（ウイルス/非ウイルス）を増幅する場合には，この「**遺伝子組換え生物等の使用等の規制による生物の多様性の確保に関する法律**」（カルタヘナ法）が適用される[4]．

　これを読むに当たって留意すべきことは，この法律の目的が「生物の多様性の

確保を図ること」にあるという点である．しばしばこれが，研究を実施する者の安全性を確保するための法律であるという誤解がなされるようであるが，そのような認識のもとにカルタヘナ法を読むと理解が困難な点がある．

　研究室において，遺伝子組換え生物等を扱う場合は，同法における「第二種使用等」に当たる．これは，「施設，設備その他の構造物（以下「施設等」という）の外の大気，水又は土壌中への遺伝子組換え生物等の拡散を防止する意図をもって行う使用等であって，そのことを明示する措置その他の主務省令で定める措置を執って行うものをいう」と定義される．すなわち，研究室において，適切な拡散防止措置を執ったうえで，遺伝子組換え生物等は扱わなければならない．

　具体的な拡散防止措置については，「研究開発等に係る遺伝子組換え生物等の第二種使用等に当たって執るべき拡散防止措置等を定める省令（平成 16 年文部科学・環境省令第 1 号）」[5] および，「研究開発段階における遺伝子組換え生物等の第二種使用等の手引き」[6] を参照する．

　なお，これに違反した場合には，罰則規定がある．はじめて遺伝子組換え生物等を用いる実験を実施する研究室はもちろんのこと，すでに実施している研究室においても，責任者はその内容を詳細に確認し，少なくとも実施している実験に関連する内容については，すべてのメンバーに周知徹底しなければならない．

　たとえば，iPS 細胞を樹立するための遺伝子導入や，何らかのレポーター遺伝子を導入する目的でレンチウイルス，あるいはレトロウイルス（増殖力等欠損株）感染を行う場合には P2 レベルの拡散防止措置をとらなければならない．この場合，施設等について満たすべき事項として，① 実験室が，通常の生物の実験室としての構造および設備を有すること，② 実験室に研究用安全キャビネットが設けられていること，③ 遺伝子組換え生物等を不活化するために高圧滅菌機を用いる場合には実験室のある建物内に高圧滅菌機が設けられていること，が求められる．さらに，実験の実施にあたり遵守すべき事項として，実験室の扉を閉じておくことや，実験の内容を知らない者がみだりに実験室に立ち入らないための措置を講ずること，などをはじめ種々の注意点が具体的に示されている．

11.2.4 ヒトiPS細胞又はヒト組織幹細胞からの生殖細胞の作成を行う研究に関する指針

わが国で生殖細胞への分化誘導を研究する場合には，この「**ヒトiPS細胞又はヒト組織幹細胞からの生殖細胞の作成を行う研究に関する指針**」を遵守しなければならない[7]．同時に，「ヒトiPS細胞又はヒト組織幹細胞からの生殖細胞作成における研究計画の実施の手引き」[8]を参照する．

同指針において，作成する生殖細胞は，次のいずれかに資する基礎的研究に用いられること，とされている．すなわち，① ヒトの発生，分化および再生機能の解明，② 新しい診断法，予防法若しくは治療法の開発または医薬品等の開発，である．

また，研究機関内で，当該研究に関する規則を制定することが定められ，倫理委員会の設置およびその構成の要件が示されている．また，指針において，「作成した生殖細胞でヒト胚を作成しないこと」，と強調している．研究の実施においては大臣への届け出が必要となる．

実際に，生殖細胞作成の研究を開始しようとする場合には，まず指針に沿って，研究機関としての体制を整える．次に，以下の手順をとる．① 研究責任者は研究計画書を作成し，② 研究機関の長に申請する．③ 研究機関の長は倫理委員会に意見聴取を行い，④ 倫理委員会は研究機関の長に意見提出を行う．⑤ 研究機関の長はこれを受け，文部科学省に届け出，⑥ 文部科学省がこれを受理すれば，⑦ 研究機関の長は研究責任者に研究計画を承認する．そして，⑧ 研究が実施される．

ここで，ヒトiPS細胞から生殖細胞作成を行うに当たって注意しなければならないのは，提供者が国内か国外かによって扱いが異なるという点である．国内の提供者の細胞から誘導したiPS細胞では，「生殖細胞作成研究を行うことについてのインフォームドコンセントを書面で得ているもの」とされている．すなわち，同研究について積極的に説明同意が行われていなければならない．そのような同意を得ていない提供者には，生殖細胞作成研究実施について改めて同意を得ることが必要となる．一方，外国から提供を受けた細胞から誘導したiPS細胞では，説明同意において「生殖細胞作成研究は行わないこととされていないこと」と定められている．すなわち，生殖細胞作成に関する積極的な説明同意がない場合で

も，再同意は不要である．海外から購入した線維芽細胞などからiPS細胞を樹立し，生殖細胞作成研究を行おうとする場合には，その線維芽細胞の販売元に説明同意文書の内容を照会し，確認しなければならない．販売元と，提供者から組織採取を行った業者などが異なる場合もあるが，その際には必ず組織採取を行ったところまでさかのぼって説明同意の内容を確認する必要がある．

11.2.5 ヒトに関するクローン技術等の規則に関する法律（クローン規制法）

iPS細胞や体性幹細胞あるいは体細胞を用いて，特定胚を作成する研究をわが国で行う場合には，「**ヒトに関するクローン技術等の規則に関する法律**」（**クローン規制法**）を遵守しなければならない[9]．また，これに関連して「ヒトに関するクローン技術等の規制に関する法律施行規則」[10]と，「特定胚の取扱いに関する指針」[11]を参照し遵守しなければならない．

同法は，クローン技術やその他の技術によって，ある特定のヒトと同一の遺伝子構造を有するヒトや，ヒトと動物のいずれであるかが明らかではない個体を作り出してしまうことからくる諸問題への懸念から，種々の技術で作成される胚を胎内へ移植することを禁止するとともに，それらの技術によって生じる胚の作成や，取扱いについて規制することを目的としている．

「特定胚」として，9種が法律で定義されている．そのなかで，以下に示す①～④は法律で母胎への移植が禁じられている．

① ヒトクローン胚：ヒト除核未受精卵にヒト体細胞核を移植し，発生したもの．無性生殖により，特定の人（細胞核の提供者）と同一の遺伝情報を持つ．
② ヒト動物交雑胚：ヒトの精子と動物の卵，あるいはその逆など，ヒトと動物の生殖細胞間の受精によって発生した胚．人間の亜種になる．
③ ヒト性集合胚：ヒト胚と動物胚などが集合してできる胚．人間の亜種になる．
④ ヒト性融合胚：動物の除核未受精卵にヒト体細胞核を移植し，発生したもの．人間の亜種になる．

このほか，特定胚には，有性生殖による一卵性多児の人工的産生を可能にしうる ⑤ ヒト胚分割胚，⑥ ヒト胚核移植胚，⑦ ヒト集合胚，と一部にヒトの要素を持つ動物胚である ⑧ 動物性融合胚，と ⑨ 動物性集合胚（動物胚にヒトの細胞を移植し発生した胚）があるが，これらについても，指針で母胎への移植が禁じら

れている．

　上に示した9の特定胚のうち，現時点で作成することが規制上可能なのは**ヒトクローン胚**と**動物性集合胚**の二つである．ただし，(1) それぞれの特定胚を作成することについて，提供者による同意が必要であり，(2) 文部科学省の専門委員会への届け出，承認が必要で，(3) 取り扱い期間は原始線条が現れるまで，または14日以内，などの制約がある．

　本章執筆時点で承認されている特定胚作成研究は，東京大学医科学研究所の中内啓光教授による1件のみである．この研究は，「ヒトに移植することが可能なヒトの細胞からなる臓器の作成に関する基礎的研究として，ヒトiPS細胞をマウス等の胚に移植して動物性集合胚を作成し，臓器作成に不可欠なキメラ形成能の有無を評価」するものである．

　特定胚の技術は，クローン規制法の目的にもあるように，ある人と同一の遺伝子構造をもった個人，いわゆるクローン人間を作出する可能性や，ヒトと動物の中間のような生物を作出してしまう可能性がある．これは，人の尊厳の保持や人の生命および身体の安全の確保，そして社会秩序の維持に重大な影響を与えるものである．しかし一方で，膵臓欠損マウスの胚にラットiPS細胞を移植することで，マウスの体内にラットの膵臓を作出することに成功した研究などから，ヒト臓器を人工的に作成する技術開発につながりうるものとも考えられ，これが成功すれば，多くの臓器不全患者の治療に貢献する可能性を有している．人の尊厳の保持のために適切な規制を行いながら研究を進めてゆくための議論は，今後も続けられるべきものと筆者は考えている．

11.2.6　ヒトES細胞の樹立及び分配に関する指針およびヒトES細胞の使用に関する指針

　ヒトES細胞を用いる研究を実施する場合には，必ずこれら「**ヒトES細胞の樹立及び分配に関する指針**」および「**ヒトES細胞の使用に関する指針**」を遵守しなければならない[12,13]．体性幹細胞やiPS細胞の場合には，それを樹立あるいは使用するに当たって関連する指針などはあるものの，それらを扱うことそのものに対しての規制はない．たとえば，学生がiPS細胞の維持培養の技術を学びたいという場合，特段の手続きを行うことなく培養の操作を開始することが許され

るし，はじめて体性幹細胞を扱う研究室が他研究室から譲渡を受け研究を開始するに当たっても，規制対応は必要ない．これに対しヒトES細胞は，それを扱うためには必ず，指針を遵守することが求められる．具体的には，施設としての要件を満たし，ヒトES細胞を扱う者は一定の研修を受けていなければならない．

　ヒト胚から作成されるES細胞取扱いには，生命倫理的観点から十分に慎重であるべきとの観点から，2001（平成13）年に策定された「ヒトES細胞の樹立及び使用に関する指針」に上記指針は由来する．その後，ヒトES細胞を使用した研究の実績が蓄積され，ヒトES細胞の生命倫理上の位置づけや取扱いについての認識が深まってきたことを踏まえ，手続を緩和し，研究を行いやすくする方向での改訂が重ねられた．2009（平成21）年には，ヒトES細胞の使用に関する指針と樹立分配指針が切り離されて「樹立・分配指針」と「使用指針」が告示され，すでに樹立されたES細胞株を使用した研究が多くの機関で行われるようになった．現行のものは2010（平成22）年に改正されたもので，使用においてはヒトES細胞専用の部屋を必要としないことや，生殖細胞作成についての言及がなされている．

　現時点で認められている樹立機関は，京都大学再生医科学研究所と，国立成育医療センター研究所の二つであり，分配機関は理化学研究所筑波研究所のみである．ヒトES細胞使用研究としては70を超える計画が受理されており，わが国においても広くヒトES細胞を用いた研究が行われるようになりつつあるといえる．

11.3　臨床応用に関連する規制

　ヒト幹細胞の臨床使用に至るには二つの道筋がある．

　一つは，「臨床研究」から始まるもので，医療技術の開発を目的に主として医師によって行われるものである．臨床研究の成果は高度医療あるいは先進医療と呼ばれる枠組み（これらは特定の医療機関で行われる）を経て，技術料・手技料として保険収載への道が開けている．この道筋は医師法に依拠している．

　もう一つの道筋は，治験によるものである．これは製品開発を目的とし，企業

または医師によって行われる．治験の成果は最終的にすべての医療機関で使用可能な医薬品の製造・販売となり，償還価格として保険収載される．薬事法に依拠して行われる．

　現在，この二つに道筋にかかわる指針はいずれも見直しが行われている．これは，従来の指針が策定されたときとは大きくことなった科学技術的状況に対応するためである．すなわち，2007（平成 19）年にはヒト iPS 細胞が誕生しわが国でも多能性幹細胞の臨床応用が現実味を帯び，一方，2008（平成 20）年からは米国ジェロン社がヒト ES 細胞由来神経前駆細胞を用いた臨床試験を開始するなど ES 細胞を用いる臨床研究実施が現実のものとなっている．また体性幹細胞に関連する技術も大きく向上している．以下に，関連する指針について概説する．

11.3.1　ヒト幹細胞を用いる臨床研究に関する指針

　「ヒト幹細胞を用いる臨床研究に関する指針」は，ヒト幹細胞臨床研究が社会の理解を得て，適正に実施および推進されるよう，個人の尊厳および人権を尊重し，かつ，科学的知見に基づいた有効性および安全性を確保するために，ヒト幹細胞臨床研究にかかわるすべての者が遵守すべき事項を定めることを目的とし，2006（平成 18）年に策定された．ここで扱う幹細胞の品質および安全性の確保については，2000（平成 12）年の「ヒト又は動物由来成分を原料として製造される医薬品等の品質及び安全性確保について」（医薬発第 1314 号：幹細胞の規制に関する議論のなかで「1314 号通知」と呼ばれることが多い）およびその別添 1「細胞・組織利用医薬品等の取扱い及び使用に関する基本的考え方」で示された考え方に基づいている．一般には，不特定多数の患者に投与される医薬品開発のための治験に比べると，医療技術の開発のために実施医師自らにより行われる臨床研究に求められる要件は緩やかであることが多いが，本指針では，そこで使用される細胞の品質および安全性に関しては薬事法上の治験と同様の要件が求められるという基本姿勢に立っている．臨床研究にしても治験にしても，ヒトに投与することが科学的，倫理的に許されるといえるレベルは同じと考えるべきであるから，この基本姿勢はごく妥当なものであろう．

　この指針では，研究に参画する者の構成やその責務，倫理委員会設置などに言及した実施体制や，被験者へのインフォームドコンセント，細胞調製および移植

段階における安全対策などについて示されている．

　ヒト幹細胞を用いる臨床研究指針は，2010（平成22）年11月1日に改正された．ここでは，ヒト幹細胞の定義には，ヒト体性幹細胞に加え，ヒトiPS細胞とヒトES細胞を含むことが明記された．そして，指針の対象となる細胞は，(1) ヒト幹細胞及びこれを豊富に含む細胞集団，(2) (1)を調製して得られた細胞及び血球，とされた．ただしES細胞については，「ヒト胚の臨床利用に関する基準が定められるまではヒトES細胞を用いる臨床研究は実施しないこととする」と細則に記されている．

　この指針において留意すべきことは，研究の出発点は「ドナー」であるということである．そして，そこから細胞調製を経て移植し，経過観察を行うまでが一連の研究となる．そして，この一連の研究計画が承認されてはじめて，研究への着手が認められる．すなわち，ドナーへの説明を開始し，同意を得て組織あるいは細胞採取を行い，その調製へと進むことができる．iPS細胞はその樹立および分化誘導に多くの時間（品質評価を含めると，ドナーからの組織採取から数カ月に及ぶと考えられる）を要することから，被研者への投与が行われるには，研究計画の完成以降も多くの時間を要する．一方，後述する薬事法上の治験に向かう道筋では，治験薬（すなわち，この場合は細胞）の製造開始そのものには公的な承認を必要とせず，技術的用件が整い次第着手することができる．そのようにして製造された細胞を用いた治験を行うことが認められるか否かという問題は残るが，iPS細胞のように，その作製，分化誘導のそれぞれに多くの技術と時間，費用を要するものの場合は，段階的に開発を進められるということは重要である．

　この問題について，現行のヒト幹細胞を用いる臨床研究指針では，ES細胞のみが，ドナーではなく"細胞"が出発点となると読むことができる（ただし，上述のように，ES細胞の臨床利用に関する基準が決まるまでは，実際には使用できないが）．そこで，2011（平成23）年3月7日に，厚生科学審議会科学技術部会では，臨床研究での使用を前提とした，ヒトES細胞を含むヒト幹細胞の樹立と分配に関する倫理性，安全性，品質などの観点から検討を行うこととした．検討は，「「ヒト幹細胞を用いる臨床研究に関する指針」の見直しに関する専門委員会」で行われる．この検討結果によっては，ドナーではなく"幹細胞"を出発点とした臨床研究が実施可能となる道が開ける．すなわち，幹細胞樹立開始時点で

はいかなる患者に対して，いかなる分化誘導を経た細胞を投与する臨床試験を行うかを決定することなく，倫理性，安全性，品質などの観点から適切であると考えられる幹細胞をまずは作製しておき，のちにそれを出発原料として分化誘導した細胞を用い特定の疾患に対してプロトコールを定めて臨床研究を行うというスキームが可能となりうるということである．これは，ES細胞のみならず，iPS細胞など，盛んな増殖力を持ち，バンク化が臨床応用への有力な方策の一つである細胞を用いた医療の開発の加速のために，きわめて重要なスキームとなる．

11.3.2 ヒト（自己）/ヒト（同種）由来細胞・組織加工医薬品等の品質及び安全性に関する指針

薬事法に則った治験を経てヒト幹細胞を用いる医薬品等を開発する場合は，「ヒト（自己）/ヒト（同種）由来細胞・組織加工医薬品等の品質及び安全性の確保に関する指針」（薬食発第0912006号）を遵守する．これは，2000（平成12）年に定められた「ヒト由来細胞・組織加工医薬品等の品質及び安全性の確保に関する指針」（上述の1314号通知の別添2として出された）をもととし，2008（平成20）年に，同種由来と自己由来に分かれたものである．これも，上に述べた1314号通知を基本的な理念としている．さらに，ヒトiPS細胞誕生をはじめとする，大きな科学技術的進歩に対応するため，「ヒト幹細胞を用いた細胞・組織加工医薬品等の品質及び安全性確保のあり方に関する研究班」（班長：早川堯夫，以下，早川班）において指針見直しの検討が行われた．早川班では，それぞれの細胞種に特化した要件や注意点を示すため個別の指針策定の必要性が考えられ，ヒト（自己）指針から派生して①ヒト（自己）人工多能性幹細胞，②ヒト（自己）体性幹細胞，ヒト（同種）指針から派生して③ヒト胚性幹細胞，④ヒト（同種）人工多能性幹細胞，⑤ヒト（同種）体性幹細胞，に特化した五つの指針案を作成して2010（平成22）年度に最終報告とした．本章執筆時点では，本指針案は行政手続きが進められているところである．

11.3.3 原材料に関する基準

ヒト幹細胞を用いる医療を開発する場合，いうまでもなく原料はヒト細胞となるし，ES細胞やiPS細胞などは，動物血清入りの培地を使用し，異種細胞をフィー

ダー細胞として用いる方法が研究においてとられてきた経緯があることから，これらの使用を技術的に排除できない場合は，生物由来の材料を用いることになる．

これらの原材料を適切に用いるために，いくつかの重要な指針があるので以下にあげた．基本的にこれらは薬事法上の治験に向かう道筋において明確に遵守が求められるものであるが，臨床研究での開発を目指す際にも必ず参照し，そこにある考え方を参考にすべきであろう．

- 「生物由来原料基準」（平成15年厚生労働省告示210号）：
  第1　通則
  第2　血液製剤総則
  第3　人由来製品原料総則（1　人細胞組織製品原料基準，2　人尿由来原料基準，3　人由来原料基準）
  第4　動物由来製品原料総則（1　反芻動物由来原料基準，2　動物細胞組織製品原料基準，3　動物由来原料基準）
- 「異種移植の実施に伴う公衆衛生上の感染症問題に関する指針」（医政研発第0709001号別添）
- 「「異種移植の実施に伴う公衆衛生上の感染症問題に関する指針」に基づく3T3J2株および3T3NIH株をフィーダー細胞として利用する上皮系の再生医療への指針について」（医政研発第0702001号）

このなかで，「**異種移植**」の定義として，ヒト以外の動物に由来する生きた細胞，組織などを移植することに加え，「体外において，ヒト以外の動物に由来する生きた細胞，組織又は臓器に接触したヒトの退役，細胞，組織又は臓器をヒトに移植,埋め込みまたは注入すること（接触には，共培養による間接的な接触を含む)」とされている．すなわち，**異種フィーダー細胞**を用いたヒト細胞の培養は，異種移植となる．さらに，「異種移植を実施する前提」として，「ヒト細胞・組織の移植は既に臨床の場で定着しているが，需要に対して供給がはるかにすくないので異種移植についての研究が進展してきたものの，フィーダー細胞に由来する病原体の移植患者への感染および伝播による公衆衛生額的な危険性を，現在の医学では完全に排除し得ないそれがあるため，サーベーランス等感染症対策を充分に行うことができることが実施の前提となる」，とされている．

すなわち，異種フィーダー細胞は"やむを得ず"使用される場合がある，とい

うことである.しばしば,「臨床用の細胞にフィーダー細胞の使用は可能か否か」という議論を耳にする.「不可能ではない」というのが正しい答えであろう.異種フィーダー細胞の使用が必須の細胞の細胞加工医薬品などであって,それを用いた治療を行うことの利益がリスクを上回ると考えられる場合に,人体への投与が認められる.しかし,同じ細胞に由来する細胞加工医薬品が異種フィーダーなしに同様の生物学的特性を達成できるならば,異種フィーダーの使用は回避されるべきものであろう.

11.3.4 遺伝子治療用医薬品の品質及び安全性の確保に関する指針

体細胞に遺伝子導入を行って樹立する iPS 細胞の使用に際して,**「遺伝子治療用医薬品の品質及び安全性の確保に関する指針」**(薬発第 1062 号)が適用され遵守が求められるか否かに関する明確な結論は,現時点では出されていないと筆者は理解している.しかし,iPS 細胞をはじめ,遺伝子導入を行った細胞を臨床に用いることを目指す際には,少なくとも本指針を"参照"することは遺伝子導入のプロセスについての品質管理において重要な参考になると筆者は考えている.指針 5 ページ,別記 11 ページにすぎない文書であるので,関連する研究を推進する場合は一読すべきであろう.

11.3.5 細胞・組織加工医薬品等の品質及び安全性の確認申請書の記載要領について

細胞・組織加工医薬品等の開発においては,その品質および安全性を確保するため,確認申請を行うことが 1999 (平成 11) 年「細胞・組織を利用した医療機器又は医薬品の品質及び安全性の確保について」(医薬発第 906 号)によって定められた.**「細胞・組織加工医薬品等の品質及び安全性の確認申請書の記載要領について」**(薬食審査発 0420 第 1 号)は,この確認申請書に記載すべき内容について,具体的記入例をあげて示したものである.2011 (平成 23) 年に確認申請は不要となったが,本記載要領は細胞・組織加工医薬品等の品質および安全性確保のためにはいかなる事項を明らかにする必要があるか,あるいは,いかなる事項を考慮しなければならないかについての大きな参考になるものである.言い換えれば,開発においては,本記載要領に従った文書を完成させることを目指して,

種々の情報を揃える作業をする，というのが適切な方策の一つであるともいえる．

11.3.6 種々の指針を参照し，開発を進めるに当たって留意すべき点

広く誤解のある点であるが，新規の医薬品等の開発に関する多数の事項のすべてについて，どこかにすでに一般化できる「正解」が存在しているわけではない，ということに留意しなければならない．ここでまず，多くの指針において「はじめに」として書かれていることを引用する．

> 本分野における科学的進歩や経験の蓄積は日進月歩である．本指針を一律に適用したり，本指針の内容が必要事項すべてを包含しているとみなすことが必ずしも適切でない場合もある．したがって，<u>個々の医薬品等についての試験の実施や評価に際しては，本指針の目的を踏まえ，その時点での学問の進歩を反映した合理的根拠に基づき，ケース・バイ・ケースで柔軟に対応することが必要である</u>
> （下線は筆者が加筆）

たとえば，「原材料として○○は用いることが認められるか否か」という，開発者にとっては重大な懸案事項に関して，「認められるらしい」とか，「認められないらしい」などということが語られることはしばしばであるし，「規制当局は○○の使用について，このように考えているようだ」とか，「○○を用いた製品が承認されているので，現在開発中の製品の製造についても○○の使用は認められるはず」などということも耳にする．フィーダー細胞に関するところで言及したことに重なるが，ケース・バイ・ケースで科学的に検討がなされずに，このような「噂」のようなものを頼りにすることは，意味がないばかりでなく，道を誤る危険にすらなりうる．原材料として用いられるまったく同じ品目でも，ある製品をある時代に製造する場合には認められても，別の製品あるいは別の時代であれば認められない（＝それを使用することの科学的合理性がないと判断される）ことがあるのである．

発信者が責任を負うことのない不確かな情報に惑わされずに開発を進めるには，具体的な開発計画やデータをもって，直接，規制当局と議論を行うのが最も行うべきことである．幹細胞を用いた臨床研究を目指すのであれば，厚生労働省医政局研究開発振興課に問い合わせることになるし，治験を目指す，あるいは臨床研究を経て将来的に治験を視野に入れる場合には，医薬品医療機器総合機構

(PMDA）が行っている医薬品薬事戦略相談制度（後述）やその他の対面助言制度を積極的に利用すべきである．とくに PMDA の対面助言については相談内容の記録も残るので，その後の開発のより確かな足がかりにすることができる．繰り返しになるが，実際の規制当局以外から聞く「規制当局の考え」なる噂に決して振り回されるべきではない．

なお，相談の際には，開発者側は「開発する製品について最も多くを知り，最も深く検討を行った者」として十分な科学的データや考えをもって，規制の専門家である PMDA と議論し，正しい道筋を作っていくことを目指すものと心得るべきあって，「正解を教えてもらいにいく」という態度で臨むべきものではない．

11.3.7 薬事戦略相談制度

薬事戦略相談制度は以下の二つのことを目的として 2011（平成 23）年より開始された．

① 日本発の革新的医薬品・医療機器の創出に向けて，有望なシーズ発見後の大学・研究機関，ベンチャー企業を主な対象とし，医薬品・医療機器候補選定の最終段階から臨床開発初期（POC (proof of concept) 試験（前期第 II 相試験程度）まで）に至るまでに必要な試験・治験計画策定等に関する相談への指導・助言を行うこと．

② 従来，確認申請制度で対応してきたヒトまたは動物由来の細胞・組織を加工した医薬品・医療機器の開発初期段階からの品質および安全性にかかわる相談への指導・助言．

本制度は，「開発を進めてきたものの不十分な点がありそれが確認申請の段階で初めて指摘を受け，そこで立ち止まったり，あるいは，部分的にせよ逆戻りする」という事態を回避し，臨床試験に入るのに適切な品質・安全性の確保に向けて，開発の初期段階から進めるために有用と考えられる．

また大学やベンチャー企業などが利用しやすいよう，一定の要件（一定額以上の研究費を国から受けていないことや，中小企業であることなど）を満たせば，低額で相談を受けることができる．具体的には，医薬品の場合通常 149 万 8000 円であるのが，14 万 9800 円になる．これらの額は，本当に開発を目指す研究機関や企業にとっては無駄な回り道を避けるための必要経費としては妥当なもので

はないかと筆者は感じている.

詳細については，PMDA のホームページ[14] を参照されたい.

11.4 広義の"規制科学"の推進のために

本章の冒頭に述べたように，規制科学とは「基礎科学及び応用科学の成果を社会にとって最も望ましい姿に調整することを目的とする科学」と定義することができる．種々の指針などの"規制"も，本来は開発のブレーキとして存在するものではなく,「適切な形での推進」を行うために，種々の知見の蓄積のうえに成立しているものである．そのなかで，現時点では科学的妥当性を有さないと考えられ，かつ，そのことが規制の本来の目的にそぐわないものとなっている場合には，しかるべき手続きを経てこれらの改正に向けての働きかけをすることも重要である．むろんこの場合，科学的あるいは倫理的な裏付けをわれわれは十分に準備しなければならない.

また，上述の定義に従うならば規制科学とは，いわゆる「規制対応」のみを行えばよいものでもない．たとえば知的財産権の問題に取り組まずして「科学の成果を社会にとっての望ましい姿」にして送り出すことは不可能である．また，開発の推進のために適切な組織はいかなるものであり，プロジェクトのマネージメントをいかに行うか，ということも重要な点であろう．大学などの研究機関にとっては，国などからの研究費支援の枠組みや執行可能な用途なども大きな問題である．特に，優秀な人材確保のためには中長期的に運用可能な人件費の確保は喫緊の課題である.

"規制科学"とは，細分化された専門的知見や技能を有機的に統合し，総合的判断を行いながら，現実的方策を立て，ダイナミズムのなかで修正を加えながらこれを推進し目標に届けるための学問であるということもできるであろう．いうまでもなく，社会に広く流通し用いられているものは，衣類や食品，機械や化学薬品などすべてこのようなプロセスを経たものである．しかし，幹細胞の分野は，基礎的な学問として新しいものであるうえ，その進捗は非常に速いというなかで，早期の応用への期待は大きい．しかも特に医療分野への応用では，これが不適切

な形で行われた場合のリスクが非常に大きいものである.さらに,倫理的諸問題も不可避である.そして,幹細胞の分野は新しいがゆえに,真の意味で,それを社会に送り出した経験の蓄積がどこにも存在していない.このようななか「幹細胞の規制科学」という新たな分野の組織をいかに構築し,どのような人材をどのように育成していくかなどは,これからの幹細胞生物学の応用実現のためには,重要な鍵になるものと考えられる. 〔青井貴之〕

文 献

1) http://dl.med.or.jp/dl-med/wma/helsinki2008j.pdf
2) http://www.lifescience.mext.go.jp/files/pdf/40_126.pdf
3) http://www.caa.go.jp/seikatsu/kojin/houritsu/houritsu.pdf
4) http://www.lifescience.mext.go.jp/bioethics/data/anzen/houritsu_01.pdf
5) http://www.lifescience.mext.go.jp/bioethics/data/anzen/syourei_02.pdf
6) http://www.lifescience.mext.go.jp/files/pdf/n741_00.pdf
7) http://www.lifescience.mext.go.jp/files/pdf/n592_H01.pdf
8) http://www.lifescience.mext.go.jp/fil
9) http://www.lifescience.mext.go.jp/files/pdf/1_3.pdf
10) http://www.lifescience.mext.go.jp/files/pdf/29_224.pdf
11) http://www.lifescience.mext.go.jp/files/pdf/30_226.pdf
12) http://www.lifescience.mext.go.jp/files/pdf/n592_J01.pdf
13) http://www.lifescience.mext.go.jp/files/pdf/n592_S01.pdf
14) http://www.pmda.go.jp/operations/shonin/info/consult/yakujisenryaku.html

索　引

ア　行

アストロサイト　126
アストロサイト分化　129

異種移植　185
異種フィーダー細胞　185
移植片対宿主病　159
移植片対腫瘍効果　159
異所性移植　6
一次造血　83
一過性増幅細胞　3, 9
遺伝子刷り込み　96
遺伝子治療　162
イマチニブ　115

栄養外胚葉幹細胞　11
エピジェネティックな転写制御　129
エピソーマルベクター　58
エピブラスト　91
エピブラスト幹細胞　12, 93
沿軸中胚葉　25
円柱細胞　44

オリゴデンドロサイト　126
オルガナイザー領域　25

カ　行

可逆的な発現抑制状態　147
可塑性　36

カドヘリン　4
カルタヘナ法　176
がん幹細胞　112
がん幹細胞仮説　111
幹細胞　1
幹細胞システム　4, 15, 31
間質幹細胞　18
間葉系幹細胞　16

規制科学　174
休眠状態　5
競合的造血系再構築アッセイ　73
巨核球　170

グリア細胞由来神経栄養因子　105
クルッペル様因子4　127
クローナル増殖　40
クローン胚　180
クローン規制法　179

血小板　170
血島　83
原始多能性幹細胞　13
原条　25

(成体の)恒常性　15
合成RNAを用いた手法　59
骨髄間質細胞　16
骨髄球系コロニー　75
コロニーアッセイ　75

コンジェニックマウス　74

サ　行

再生　16
再生芽　18
臍帯血バンク　60
再分化　18
(生体内での)細胞系譜の追跡　44
細胞分離装置　104
サテライト細胞　15

シグナル伝達性転写因子　127
試験管内分化誘導方法　24
始原生殖細胞　14
自己複製　1
自己複製能　34, 71
　造血幹細胞の——　78
歯髄幹細胞　59
歯髄幹細胞バンク　59
疾患特異的iPS細胞　62
疾患特異的ヒトES細胞　61
周皮細胞　46
終末分化　3
腫瘍起源細胞　112
準備多能性幹細胞　13
初期化活性　23
初期発生　11
シングルセル培養　76
神経幹細胞　126

人工多能性幹細胞（iPS細胞） 22, 54, 160

ステムネス 119

精原細胞 99
　A型── 102
　B型── 102
精子幹細胞 90
生体内での細胞系譜の追跡 44
成体の恒常性 15
生理的通常酸素濃度 120
接着因子 38
線維芽細胞増殖因子（FGF） 11
線維芽細胞増殖因子2（FGF2） 128
前駆細胞 9, 25, 31
前精原細胞 97, 99
センダイウイルス 58
全能性 3
造血幹細胞 21, 31, 70, 158
　──の自己複製能 78
　──の寿命 86
造血幹細胞移植 158
造血システム 71
造血不全症 161
増殖能 71
側板中胚葉 25
組織幹細胞 22, 31

タ　行

胎仔肝臓 84
対称分裂 1, 35
体性幹細胞 158
ダイレクトリプログラミング 54
脱分化 18, 32
多能性 3, 34

多能性幹細胞 16, 159
多能性精子幹細胞 107
多分化能 71
単層培養方法 24
単能性 4

中間型精原細胞 102
中間中胚葉 25
中期発生 13
中胚葉 25
中胚葉分化モデル 28
チロシンキナーゼ阻害剤 115

低酸素ニッチ 120
（エピジェネティックな）転写制御 129

同所性移植 6
動的ステムネス 119
動物性集合胚 180
特定胚 179
匿名化 176
トライソラックス群 145

ナ　行

内部細胞塊 91

二次造血 83
ニッチ 4, 35, 79
ニューロン 126

ハ　行

胚性幹細胞（ES細胞） 3, 22, 49, 93, 159
胚性生殖細胞 100
廃絶 6
胚体外内胚葉幹細胞 11
胚様体形成法 24
胚葉様細胞 23

白血病幹細胞 115
白血病抑制因子 126
（可逆的な）発現抑制状態 147
バルジ領域 33, 37

ヒストンコード 144
ヒストン修飾 144
ヒストンテイル 144
脾臓コロニー 71
非対称（性）分裂 1, 35, 82
ヒトES細胞 22, 50, 160
ヒトiPS細胞 54, 160
ヒトクローン胚 180
ヒト再構築細胞 74
ヒト白血球型抗原 50
標識保持細胞 7, 37
表皮幹細胞 34

フィーダー細胞との共培養方法 24
複能性 4
分化 1, 31
分化全能性 49
分化多能性 49
分化転換 18

ヘルシンキ宣言 175

ポリコーム群 145
ポリコーム群タンパク質 128

マ　行

マウスES細胞 125, 159
マウスiPS細胞 54
マウス造血幹細胞 73
末梢血 60
慢性骨髄性白血病 112

娘細胞の解析 81

ヤ 行

薬事戦略相談制度　188
ヤヌスキナーゼ　127

余剰胚　50

ラ 行

卵黄嚢　83
卵原細胞　97

リプログラミング　53
緑色蛍光蛋白質遺伝子　8, 28

連結可能匿名化　176
連結不可能匿名化　176

欧 文

A 型精原細胞　102

B 型精原細胞　102
B 細胞コロニー　76
BCR-ABL1　115
bivalent domain　148
BMP-Smad 経路　135

c-Myc　53
CpG 配列　142

DNA メチル化制御　146

Eed　128
EG 細胞　100
EpiS 細胞　93
ES 細胞　3, 22, 49, 93, 159

FGF　11
FGF2　128

GDNF　105
goosecoid(*gsc*)遺伝子　28
GS 細胞　106

iPS 細胞　22, 54, 160
iPS 細胞バンク　56

JAK-STAT 経路　126

Klf4　53

LIF　126
lincRNA　152
Lnk　82

mGS 細胞　107
multipotency　4

naïve pluripotent stem cell　13
Ngn1　133

Notch　129
Numb　83

Oct3/4　53
Oncogene-addiction　116

PDGFRα　26
piggyBac　57
Plzf　104
primed pluripotent stem cell　13

radioprotection　73

Smad タンパク質　135
Sox2　53
SP 細胞　39

totipotency　3
TS 細胞　11

unipotency　4

VEGFR2　26

Wnt-β-catenin　130

XEN 細胞　11

本書で参照する法令・指針等
（五十音順）

遺伝子組換え生物等の使用等の規制による生物の多様性の確保に関する法律（カルタヘナ法）　176

遺伝子治療用医薬品の品質及び安全性の確保に関する指針　186

細胞・組織加工医薬品等の品質及び安全性の確認申請書の記載要領について　186

ヒトES細胞の樹立及び分配に関する指針　180

ヒトES細胞の使用に関する指針　180

ヒトiPS細胞又はヒト組織幹細胞からの生殖細胞の作成を行う研究に関する指針　178

ヒト幹細胞を用いる臨床研究に関する指針　182

ヒトゲノム・遺伝子解析研究に関する倫理指針　176

ヒトに関するクローン技術等の規制に関する法律（クローン規制法）　179

ヒト（自己）/ヒト（同種）由来細胞・組織加工医薬品等の品質及び安産性の確保に関する指針　184

編集者略歴

<ruby>山中<rt>やまなか</rt></ruby> <ruby>伸弥<rt>しんや</rt></ruby>

1987 年　神戸大学医学部卒業
1993 年　大阪市立大学大学院医学研究科博士課程修了
現　在　京都大学iPS細胞研究所所長/教授
　　　　医学博士

<ruby>中内<rt>なかうち</rt></ruby> <ruby>啓光<rt>ひろみつ</rt></ruby>

1977 年　横浜市立大学医学部卒業
1983 年　東京大学大学院医学系研究科修了
現　在　東京大学医科学研究所幹細胞治療研究センター
　　　　センター長/教授
　　　　医学博士

再生医療叢書 1

幹　細　胞

定価はカバーに表示

2012 年 10 月 20 日　初版第 1 刷

監修者　日本再生医療学会
編集者　山　中　伸　弥

　　　　中　内　啓　光
発行者　朝　倉　邦　造
発行所　株式会社 朝倉書店
　　　　東京都新宿区新小川町 6-29
　　　　郵便番号　162-8707
　　　　電　話　03 (3260) 0141
　　　　F A X　03 (3260) 0180
　　　　http://www.asakura.co.jp

〈検印省略〉

Ⓒ 2012〈無断複写・転載を禁ず〉　　　印刷・製本 東国文化

ISBN 978-4-254-36071-4　C 3347　　　Printed in Korea

JCOPY 〈(社)出版者著作権管理機構 委託出版物〉

本書の無断複写は著作権法上での例外を除き禁じられています. 複写される場合は, そのつど事前に, (社) 出版者著作権管理機構 (電話 03-3513-6969, FAX 03-3513-6979, e-mail: info@jcopy.or.jp) の許諾を得てください.

元東大 石川　統・立大 黒岩常祥・京産大 永田和宏編

細 胞 生 物 学 事 典

17118-1　C3545　　　　A5判 480頁 本体16000円

細胞生物学全般を概観できるよう約300項目を選定。各項目1ないし2ページで解説した中項目の事典。〔内容〕アクチン／アテニュエーション／RNA／αヘリックス／ES細胞／イオンチャネル／イオンポンプ／遺伝暗号／遺伝子クローニング／インスリン／インターロイキン／ウイルス／ATP合成酵素／オペロン／核酸／核膜／カドヘリン／幹細胞／グリア細胞／クローン生物／形質転換／原核生物／光合成／酵素／細胞核／色素体／真核細胞／制限酵素／中心体／DNA, 他

小川和朗・斎藤多久馬・永田哲士・安田健次郎編

組 織 学　―組織化学的アプローチ―

31078-8　C3047　　　　B5判 320頁 本体15000円

形態学に中心をおく従来の組織学書的な記述に加え、近年著しい進歩をとげている組織細胞化学的な研究成果を、32の各組織・器官別に多数の顕微鏡写真を用いながら解説。組織学と組織化学の初の集大成。教科書・参考書としても役立つ成書

国立病院機構 矢崎義雄総編集　東大 永井良三編

心 血 管 病 学

32209-5　C3047　　　　B5判 952頁 本体36000円

分子レベルから遺伝子レベルでの病態の理解や検討の進展、基礎研究成果の臨床への導入による画期的な診断法・治療法の開発により、従来の循環器病学は、心臓-血管系を総合的にとらえたものとなっている。本書は最新の成果を平易に解説

日本血管生物医学会編

血 管 生 物 医 学 事 典

30108-3　C3547　　　　B5判 500頁 本体17000円

全身にくまなく分布する「血管」を科学する血管生物医学は、発生・再生や臓器形成はもちろんのこと、あらゆる病態に深く関わりをもっている。本書は日本血管生物医学会が総力を挙げ、基礎・臨床を問わず、これまで得られた知見と今後の展望も含めた最新の研究成果を事典としてまとめたものである。血管構築／血管生理／血管形成／シグナル伝達／転写因子／病態・治療の全6章構成とし200項目を精選、各項目を1〜3ページで解説する中項目主義の事典。

三島濟一総編集　岩田　誠・金井　淳・酒田英夫・澤　充・田野保雄・中泉行史編

眼 の 事 典

30070-3　C3547　　　　A5判 656頁 本体20000円

眼は生物にとって生存に不可欠なものであり、眼に対しては動物は親しみと畏怖の対象である。ヒトにとっては生存のみならず、Quality of Lifeにおいて重要な役割を果たしており、何故モノが見え、色を感じるのかについて科学や眼に纏わる文化、文学の対象となってきている。本事典は眼についての様々な情報を収載、また疑問に応える『眼に関するエンサイクロペディア』として企画。〔内容〕眼の構造と機能／眼と脳／眼と文化／眼の補助具／眼の検査法／眼と社会環境／眼の疾患

溝口昌子・大原國章・相馬良直・高戸　毅・日野治子・松永佳世子・渡辺晋一編

皮 膚 の 事 典

30092-5　C3547　　　　B5判 388頁 本体14000円

皮膚は、毛・髪・爪・汗腺などの付器器をも含めて、からだを成り立たせ、外界からの刺激に反応し対処するとともに、さまざまなからだの異変が目に見えて現れる場所であり、人の外見・印象をも左右する重要な器官である。本書は、医学・生物学的知識を基礎として、皮膚をさまざまな角度から考察して解説するもの。皮膚のしくみ、色、はたらき、発生、老化、ヒトと動物の比較、検査法、疾患、他臓器病変との関連、新生児・乳児、美容、遺伝、皮膚と絵画・文学など学際的内容

昭和大 井廻道夫・虎の門病院 熊田博光・ 鹿児島大 坪内博仁・阪大 林 紀夫編 ## 肝　臓　病　学 32212-5　C3047　　　　B5判 504頁 本体20000円	肝臓病の全体にわたる高度な内容を平易・簡潔にまとめEvidenceに基づいた実践的な指針を提供。〔内容〕【構造と機能】【診断と症候】生検／腹腔鏡／画像診断／肝不全／腹水【各論】肝炎／肝硬変／脂肪肝／アルコール性肝障害／肝腫瘍／肝移植／他
前阪大 垂井清一郎・東大 門脇 孝・阪医大 花房俊昭編 ## 最新 糖 尿 病 学 ――基礎と臨床―― 32200-2　C3047　　　　B5判 796頁 本体28000円	人類病ともいわれる糖尿病について最新の基礎的・臨床的知識を集大成。〔内容〕概念／疫学／膵島の形態・発生・分化／インスリン／糖尿病の分類・成因・診断／病理／代謝異常・病態／治療／膵臓移植／慢性合併症／高血圧／肥満／予防、他
老人研 鈴木隆雄・老人医療センター 林　泰史総編集 ## 骨　の　事　典 30071-0　C3547　　　　A5判 480頁 本体15000円	骨は動物の体を支える基本構造であり、様々な生物学的・医学的特性をもっている。また古人骨や動物の遺骸を通して過去の地球上に生息し、その後絶滅した生物等の実像や生活習慣等を知る上でも重要な手掛かりとなっている。このことは文化人類学においても重要な役割を果たしている。本事典は骨についての様々な情報を収載、また疑問に応える「骨に関するエンサイクロペディア」として企画。〔内容〕骨の進化・人類学／骨にかかわる風俗習慣と文化／骨の組成と機能／骨の病気
医歯大 宮坂信之・医歯大 野井政樹・ 聖マリアンナ医大 西岡久寿樹編 ## 骨・関節疾患 32201-9　C3047　　　　B5判 420頁 本体16000円	高齢社会を迎えた今、骨・関節疾患は増大し、世界保健機構はその制圧に乗り出した。本書は骨・関節疾患について、基礎編でその病因を遺伝子および分子レベルでの解明を試み、臨床編で各症状の概念、病態、診断、治療、予後を中心に解説
阿部　弘・菊池晴彦・田中隆一・坪川孝志・ 平川公義・松本　悟編 ## 脳神経外科疾患の手術と適応 I（第2版） 脳腫瘍・機能的疾患・脊椎脊髄疾患 32188-3　C3047　　　　B5判 656頁 本体28000円	専門医をめざす脳神経外科医の必携書。〔内容〕脳腫瘍(悪性腫瘍、髄膜腫、下垂体腺腫、頭蓋咽頭腫、他)／機能的疾患(てんかん、パーキンソニズム、他)／脊椎・脊髄疾患(頸部脊椎症、脊髄腫瘍、脊椎・脊髄損傷、脊髄動静脈奇形、他)
阿部　弘・菊池晴彦・田中隆一・坪川孝志・ 平川公義・松本　悟編 ## 脳神経外科疾患の手術と適応 II（第2版） 脳血管疾患・外傷・先天奇形・感染症・低侵襲手術 32189-0　C3047　　　　B5判 784頁 本体32000円	〔内容〕脳血管疾患(脳動脈瘤、脳動静脈奇形、高血圧性脳出血、他)／頭部外傷(硬膜外血腫、硬膜下血腫、他)／先天奇形(水頭症、脊椎披裂、くも膜嚢腫、他)／感染症(脳膿瘍、硬膜下膿瘍、他)／手術の低侵襲化
元東大 豊倉康夫総編集 三井記念病院 萬年　徹・精神・神経センター 金澤一郎編集 ## 神 経 内 科 学 書（第2版） 32190-6　C3047　　　　B5判 1072頁 本体36000円	神経内科専門医として必須な事項を簡潔にまとめた教科書。〔内容〕脳血管性障害／感染症／変性疾患／遺伝代謝異常疾患／代謝性神経疾患／脱髄疾患／脳腫瘍／神経皮膚症候群／頭部外傷／髄液循環異常／頭痛／発作性疾患／睡眠障害／他
高戸　毅・天笠光雄・葛西一貴・古郷幹彦・ 須佐美隆史・鈴木茂彦・谷口　尚・新美成二編 ## 口と歯の事典 30091-8　C3547　　　　B5判 436頁 本体15000円	口と歯は、消化管の入口として食物の摂取や会話など多くの機能を有するとともに、外見や印象にも大きく影響を与え、生物学的にも社会的にもヒトの生存および生活にとって、たいへん重要な器官である。本書は、医学、歯学、生物学的知識をベースにして、口と歯にまつわるさまざまな現象をとりあげ、学際的・総合的な理解を通じて、人々の健康保持・増進の願いにこたえられる成書としてまとめられたもの。医療、保健、看護、介護、福祉、美容、スポーツ、心理など広範な内容

再生医療叢書

日本再生医療学会 監修
A5判 全8巻 各巻190〜220頁

根本治療の実現に向けて，細胞から組織・臓器をつくって治療する再生医療のコンセプトとその具体例を，最先端で活躍する執筆陣が平易に解説・紹介する本邦初の本格的叢書．

第1巻 **幹 細 胞** 212頁
　　　京都大学 山中伸弥・東京大学 中内啓光 編集

第2巻 **組 織 工 学** （2013年2月刊）
　　　東京女子医科大学 岡野光夫・東京女子医科大学 大和雅之 編集

第3巻 **循 環 器** （2013年1月刊）
　　　大阪大学 澤　芳樹・東京女子医科大学 清水達也 編集

第4巻 **上 皮・感 覚 器** （2013年2月刊）
　　　大阪大学 西田幸二・理化学研究所 高橋政代 編集

第5巻 **代 謝 系 臓 器** 212頁 本体3500円
　　　福島県立医科大学 後藤満一・東京女子医科大学 大橋一夫 編集

第6巻 **骨 格 系** （200頁　11月刊）
　　　武庫川女子大学 脇谷滋之・東京大学 鄭　雄一 編集

第7巻 **神 経 系** （2013年1月刊）
　　　慶應義塾大学 岡野栄之・東北大学 出澤真理 編集

第8巻 **歯 学 系** （208頁　11月刊）
　　　名古屋大学 上田　実・長崎大学 朝比奈　泉 編集

上記価格（税別）は2012年9月現在